U0242469

“十四五”河南重点出版物出版规划
性教育健康科普丛书

安享一生的“性”福

——老年性教育健康知识

河南省疾病预防控制中心
性病艾滋病防治研究所 编著

中原农民出版社
·郑州·

图书在版编目（CIP）数据

安享一生的“性”福：老年性教育健康知识 / 河南省疾病预防控制中心性病艾滋病防治研究所编著 .— 郑州：中原农民出版社，2021.11

ISBN 978-7-5542-2510-3

Ⅰ.①安… Ⅱ.①河… Ⅲ.①老年人—性教育 Ⅳ.①R167

中国版本图书馆 CIP 数据核字（2021）第 240519 号

安享一生的“性”福——老年性教育健康知识

ANXIANG YISHENG DE “XING” FU——LAONIAN XINJIAOYU JIANKANG ZHISHI

出 版 人：刘宏伟
策划编辑：马艳茹
责任编辑：马艳茹　王艳红
数字编辑：李　程　李冬蕾　邵　帅
责任校对：彤　冰
责任印制：孙　瑞
装帧设计：薛　莲
数字支持：大象出版社

出版发行：中原农民出版社
地址：郑州市郑东新区祥盛街 27 号 7 层　　邮编：450016
电话：0371 — 65788013（编辑部）　0371 — 65788199（营销部）
经　　销：全国新华书店
印　　刷：河南美图印刷有限公司
开　　本：890 mm×1240 mm　A5
印　　张：4
字　　数：80 千字
版　　次：2021 年 11 月第 1 版
印　　次：2021 年 11 月第 1 次印刷
定　　价：16.00 元

安享一生的“性”福

——老年性教育健康知识

编委会

主　编： 梁　妍

副主编： 施建春　闫江舟　徐亚珂　姬晓宇

编　委：（按姓氏笔画排序）

马彦民　刘　洋　刘　露　刘春华

刘家琪　闫江舟　张玮钰　张国龙

赵　娜　施建春　耿　杰　徐亚珂

姬晓宇　梁　妍　薛秀娟

前 言

性，作为人类的根本欲望之一，具有生命力、创造力，受到生理、社会、文化、经济、政治、教育、宗教的影响。性健康需求是人类健康需求中最具普遍性的需求，世界卫生组织（WHO）对性健康的定义是：通过丰富和提高人格、人际关系和增进爱情的方式达到性生活的肉体、情感、理智和社会等方面的满足和协调。它主要包括三个方面内容，即性生理健康、性心理健康、生殖健康。性健康是人类健康不可缺少的重要组成部分，它不仅关系到人类的繁衍、人生的欢乐，也关系到家庭的和睦以及社会的稳定、进步与发展。

近年来，随着《国际性教育技术指导纲要（修订版）》的全球发布，全面性教育的理念及其重要性受到关注。多年的性病艾滋病防治经历，也让编者深刻体会到全面的性教育对于人们树立正确的性观念以及预防控制性传播疾病是何等的重要。

中国人缺少全面的性教育，性健康知识水平需要提高。为帮助老年人树立科学的性观念，拥有健康的性生活，提高生命质量，安享幸福生活，我们编写了这个老年人性教育健康知识读本。本书以全面性教育理念为指引，从老年人性健康现状和开展老年人性教育的重要性谈起，围绕性生理、性心理、性活动、性相关疾病以及性健康保健等方面介绍老年人性相关健康知识，并附以老年人性生活的调查研究结果和中国健康老年人标准等，旨在传播健康理念，帮助老年人拓展性知识，使其享有积极、良好的性生活与健康。

本书通俗易懂，融科学性、趣味性和实用性为一体，并附以编者在实际工作中遇到的典型案例，是适合于老年人的性健康保健读本。同时期望老年人的子女及社会有关人士也能翻阅借鉴。

本书经过河南省疾病预防控制中心艾防团队伙伴们的辛勤筹备，在审读专家们的精雕玉琢下如期完成。感谢在本书出版过程中辛勤筹备并给予支持和帮助的人，感谢现代化的网络信息技术为本书的写作提供的便利，特别感谢审读专家们的学术帮助。由于时间仓促，难免纰漏，如有不足之处，敬请谅解，欢迎大家批评指正。

编者

2021 年 10 月

目 录

1 第一章

概　述

第一节 老年人的性健康

性，作为人类的根本欲望之一，具有生命力、创造力，受到生理、社会、文化、经济、政治、教育、宗教的影响。性健康需求是人类健康需求中最具普遍性的需求，世界卫生组织（WHO）对性健康的定义是：通过丰富和提高人格、人际关系和增进爱情的方式达到性生活的肉体、情感、理智和社会等方面的满足和协调。它主要包括三个方面内容，即性生理健康、性心理健康、生殖健康。

根据 WHO 定义，一个国家的老龄化率（65 岁以上人口占全国人口的比率）达到 7% ~ 14% 称为老龄化国家，若老龄化率超过 14% 就称为老龄国家。国际上通常把发达国家 65 岁以上者、发展中国家 60 岁以上者称为老年人（根据人均预期寿命而定）。中国国家统计局在发表老年人口统计数字时，为了兼顾国内问题研究与国际统计数字相匹配的需要，以两种标准同时公布。根据国家统计局公布的第七次全国人口普查数据结果显示：2020 年全国 60 岁及以上人口为 26 402 万人，占全国人口的 18.70%，其中，

65 岁及以上人口为 19 064 万人，占 13.50%；与 2010 年相比，60 岁及以上人口的比重上升了 5.44%。按 WHO 的标准，我国已步入老龄化国家行列，是世界上老年人口最多的国家。

老年人的健康，不仅是指身体无疾病，还包括健康的心理及和谐的性生活。正常和规律的性生活对老年人非常有益，我们应正确认识老年人的性健康。澳大利亚性健康中心专家金·罗斯指出，性健康对于一个人整体健康的重要性常常被其个人、医务人员及整个社会所忽视，因此我们不能再忽视性健康对个人全面健康的影响，它像饮食和锻炼一样重要。

因为针对老年人性健康的宣教资料比较少，现在老年人的性健康问题已经成为一个社会问题。为了让老年人拥有更美好、更安全、更健康的性生活，整个社会都应关注和关心老年人的性健康问题。

第二节 老年人的性健康现状

社会的进步与发展，使不少老年人不再单纯满足于老有所养，而是追求老有所学、老有所乐、老有所为。越来越多的老年人开始注重丰富自身精神文化生活，提升生活质量。

一、老年人对于性需求的观念有所改变

根据网络调查，在走访老年社群的过程中，发现了一个有趣的现象，即对于一些老年人而言，真正的性生活是从退休开始的。从生理层面来说，人的性欲是不会消失的，只是随着年龄的增长、身体的衰老有所变化，整体来说呈下降趋势。但相比于过去，现在的老年人对性需求的关注度和接受度有所提高。潘绥铭在《给“全性”留下历史证据》一书中说，老年人与自己年轻的时候相比，性生活确实减少了，但是如果把不同时代的老年人放在一起比较一下，就会发现，现在的老年人比起 15 年之前的老年人性生活次数已经增加了将近一倍。在中国，55 ~ 61 岁的老年人中，约 53% 的人每月有一次性生活，约 39% 的人可以达到每月 3 次。

事实证明，越来越多的老年人，开始接受自己的性需求，包括对另一半的外貌和性能力的渴望。他们觉得，到了这个年龄，孩子都已经独立生活，没有什么是“不应该”“不敢”表达的，希望得到更多的“自我满足”。其实，老年人有性的需求和性生活都是正常的生理、心理现象。

二、和谐的性生活有益于夫妻生理健康及家庭的和睦

正常规律的性生活对老年人是大有益处的。为什么这么说

呢？首先，在性生活中，大脑发挥着极大的作用。坚持适度的性生活，对老年人保持大脑敏感度、提升反应速度都有一定好处。其次，正像身体锻炼对性生活的改善一样，性生活的良好状态也是身体健康的绝好增强剂。性生活过程中的运动，可以锻炼全身各个系统的功能，增强抗体的水平，缓和紧张状态。另外，保持一定频率的性生活，是维系老年人夫妻感情的重要手段。但现实生活中老年人性不和谐的现象司空见惯，离婚，丧偶，加之子女疏于照顾，空巢家庭增多，导致许多老年人常年生活在性饥渴、情感饥渴中。

三、老年人缺乏社交渠道，性健康风险隐患增加

由于老年人的社会角色和家庭角色发生了较大变化，失落感特别明显，所以他们常怕黑、怕孤独，需要伴侣；害怕寂寞，需要倾诉；害怕冷落，需要爱与被爱。老年人缺乏社交渠道，通常不会像年轻人一样使用社交软件进行交际，而且现有的婚恋网站和社交工具，也没有把老年人作为潜在用户，于是他们发展出了独特的“线下社交模式”，主要是广场舞、老年旅游团和宜家聚会等。但是这种小圈子式的隐秘社交方式，也让老年人的生活与健康暗藏风险。

由于缺乏科学、正确的引导，部分老年人从各种传媒中获得

一些片面介绍性知识的信息后，在一知半解、似懂非懂的朦朦胧胧中，从过去对性生活的避讳和压抑变为刻意追求，甚至为了追求愉悦的性生活而滥用药物和性用具等，使健康隐患不断增加。北京安贞医院著名心血管专家洪昭光教授，也是著名的大众健康教育推广普及专家，他认为，医生必须准备引导患者进行性障碍的讨论，因为这些性障碍问题会是一些潜在的危及生命疾病的指示灯，如糖尿病、心血管疾病、高脂血症等。另外，性健康问题还可以导致其他一些问题的出现，如自尊心受损，这些往往会真正地影响到个人及其伴侣的总体生活质量。

四、性生活不被正视导致感染性相关疾病的风险增加

谈起性和性相关疾病，大多数人认为是说给年轻人听的。可事实上，疾病监测数据表明，淋病、梅毒等性传播疾病（性病）正侵袭着老年群体。中国疾病预防控制中心性病艾滋病预防控制中心的报告显示，老年人艾滋病病毒感染者增长非常明显，老年人通过性传播途径感染艾滋病病毒的比例已经超过 90%。老年群体性相关疾病发病率增高，这里面大部分是由于不安全的商业性性行为导致的。由于社会默认老年人是“无性”的，老年人的性需求通常被认为“老不正经”，大量老年人的情感需求、性需求连自己都羞于启齿，只能以“地下”的方式遮遮掩掩地进行。加之

老年人没有防护意识，缺乏自我保护意识，导致性生活中安全套（避孕套）使用率特别低，感染性相关疾病的风险增大。大部分老年人即使感染上，也羞于去医院诊治，直到病情恶化至难以忍受的程度才愿意去医院就诊。

五、老年人也需要一个“伴侣”

人们常说“少年夫妻老来伴”。穆光宗在《挑战孤独》一书中，研究老年人需求时提出了五个层面的需求，其中第二个层面即是老有所爱、老有所伴的感情需求。单身的老年人想寻找另一半，除了可以在生活上相互照顾之外，性方面的能力依然是他们选择伴侣的重要标准。伴侣的丧失，让老年人的情感生活和性生活出现双重悬置，有文献报道，中国约有 27% 的老年人丧偶，这个群体的人数达到 4 748 万以上。丧偶未娶或终身未娶的老年人占有相当大的比例，他们也有自己的生理需求，渴望过正常的性生活，但有的受经济条件所限，无钱结婚或再娶；有的虽然具备相应的经济条件，但经不住子女的反对，不敢或不能再婚；还有的深受从一而终的旧思想束缚，怕被人笑话、被人看不起而不好意思再娶。特别是在农村，老年人分居现象极为普遍，有的老人虽然有配偶，但分别随不同的子女生活，平时很少有机会在一起，难以过正常的夫妻生活。

六、老年人性犯罪增多

一直以来，社会把老年人当作弱势人群看待，但是忽略了这一群体中的个别个体也存在着侵害社会的一面，尤其是老年人性犯罪问题，更是一个犯罪预防的盲点。老年人性犯罪者多是丧偶、离异、孤寂之人，他们大多独居，与人交往较少，或子女成家立业远离，或退休在家，或老伴去世、离异，故缺少与他人的沟通交流，在不同程度上出现了人格障碍，而独来独往又为其实施性犯罪提供了便利条件。老年人性犯罪的侵犯对象以未成年人居多，多为幼女，因为幼女反抗能力较差。犯罪者大多数文化程度较低，基本上不了解法律知识。

第三节 老年人性教育的重要性

长期以来老年人群性健康教育不被重视。由于性问题的敏感性和隐秘性以及中国传统观念的保守性，我国学校的性教育至今尚未正式广泛开展，缺乏科学、系统的有关性科学的课程设置。目前，在我国性教育主要是针对青少年开展的性知识教育，青春期性教育也仅仅是“性生理”的范围，即所谓的性教育似乎就是男女生殖系统解剖的内容。随着社会的进步和发展，现代性教育不仅仅是单纯的性生理卫生教育，还包括预防性侵犯，促进性别平等，掌握恋爱与婚姻以及涉性人际交往的原则和技能，反思性道德和法律等多方面的内容。可以说性伴随着我们的一生，性教育也应伴随着我们的一生。

对老年群体开展全面的性教育，引导他们了解正确的性知识，教会他们理解性，理解和尊重生命与爱，正确面对性衰老和老年人的性需要等问题。同样，一个文明的社会离不开性教育，因为性教育是文明之光。英国作家劳伦斯曾说过，性和美是一回事，就像火焰和火一样，如果憎恨性就是憎恨美，我们文明的最大灾难就是对性的病态的憎恨。老年人保持正常的性心理、性健康，对社会的稳定具有不可低估的作用。随着人类寿命的延长，老年群体在迅速扩大，对社会的影响也在相应地增大。近来许多资料显示，在不断增多的离婚人群中，老年人的离异已引起了社会的高度关注。老年夫妻的离异增多对社会产生的影响和震动更大，涉及范围更广。如果社会学家及性教育学家对此没有足够重视的话，任其发展下去，就有可能形成普遍和严重的社会问题。

综上所述，开展针对老年群体的性教育十分必要而且具有重要的社会意义，不仅能改善老年人的晚年生活，而且能对维持社会稳定和促进社会文明发挥应有的作用。性健康教育不是万能的，但对一个健康幸福的人和一个文明和谐的国家来说，没有健康的性教育是万万不能的。

第四节 老年人性教育的内容与理念

老年人的性教育，应该重在帮助老年人拓展性知识，提高性技能和端正性态度，使老年人享有良好的性生活与健康。主要内容包括树立正确的性观念，科学认识性生理、性活动的变化，注重性心理保健，防治性相关疾病等。

一、树立科学、积极的性价值观

性教育不是简单的生理知识的传播，更多是帮助人们树立科学、积极的性价值观。科学的性价值观要求人们不断思考和学习性知识，积极的性价值观要求人们勇于面对性的困惑和问题，不断去应对和解决冲突与矛盾，做出合理的决定，采取健康和安全的行为。

二、正视老年人的性需求

很多人觉得年龄大了，夫妻间的感情日趋平淡，仍然沉湎房事未免有失端庄，因而逐渐减少甚至停止了性生活。其实，这是不可取的。压抑性冲动，终止性生活，不仅对老年人夫妻情感的维系有一定影响，还会增加老年人孤独冷清之感，不利于身心健康。和谐幸福美满的性生活，不仅是年轻人的生活权利，也是老年人的生活权利。

三、提倡安全的性生活，减少性相关疾病的发生

加强对老年人性健康的科普宣传，利用公共卫生服务项目，多开展适合老年人的科普宣传活动。老年人也要关注性知识、性安全，一旦发现有不安全性行为，要尽快到正规医院检查治疗，及时切断性传播疾病的家庭传播。性传播疾病如能尽早诊断，治疗还是比较容易的，因此老年人一旦怀疑患病，千万不要讳疾忌医，而应及早到正规医院治疗。

四、关注老年人身体和心理健康状况

为老年人建立保健机构和文化体育活动中心，让老年人老有所养，老有所乐，从而降低老年人性传播疾病的发病率。老年人应多参加社会活动，让自己的生活丰富充实起来，修心养性，洁身自爱，培养良好的性伦理道德观念，杜绝性传播疾病的发生，保持晚年的幸福安康。

五、增强老年人的法律意识

老年人性犯罪增多的主要原因是法律意识淡薄，老年人自己不觉得那些非正常的性行为是可耻的，其思想深处也不认为是犯罪。应加强对老年人的法律知识宣传。

2

第二章

老年人的性生理

性生理是研究和解释人类生殖系统与性功能的生理机制的科学，包括生殖系统的发育和功能、性兴奋与性行为的机制和表现。性伴随着人类的一生，了解自己的性生理特点，有利于不断调整自己以适应身体发生的变化，从而更加健康幸福地生活。

第一节 男性的性生理特征

男性生殖系统包括内生殖器和外生殖器两个部分。

一、男性内生殖器

男性内生殖器由睾丸、输精管道（附睾、输精管、射精管、尿道）和附属腺（精囊腺、前列腺、尿道球腺）组成。

睾丸 位于阴囊内，左右各一，扁椭圆体，分上下端，内外面，前后缘。其表面包被的致密结缔组织，叫白膜。在睾丸后缘，白膜增厚并突入睾丸实质内形成放射状的小隔，把睾丸实质分隔成许多锥体形的小叶，每个小叶内含 2~3 条精曲小管。精曲小管之间的结缔组织内有间质细胞，可分泌男性激素。精曲小管在睾丸小叶的尖端处变为精直小管再互相交织成网，最后在睾丸后缘发出十多条输出小管进入附睾。

附睾 紧贴睾丸的上端和后缘，可分为头、体、尾三部。头部由输出小管组成，输出小管的末端连接一条附睾管。附睾管长4~5米，构成附睾体部和尾部。附睾管壁上皮分泌的激素、酶和特异物质等，可为精子生长提供营养。附睾还具有贮存精子的功能，精子在此贮存、发育成熟并具有活力。

输精管 长约40厘米，呈紧硬圆索状，其从阴囊到外部皮下，再通过腹股沟管进入腹腔和盆腔，在膀胱底的后面精囊腺的内侧膨大形成输精管壶腹，末端变细与精囊腺的排泄管合成射精管。

射精管 长约2厘米，开口于尿道前列腺部。

男性尿道分为前列腺部、膜部和海绵体部。长约12~20厘米。既有排尿又有排精的功能。

精囊腺 是一扁椭圆形囊状器官，位于膀胱底之后，输精管壶腹的外侧，其排泄管与输精管末端合成射精管。

前列腺 呈栗子形，位于膀胱底和尿生殖膈之间，分底、体、尖三部。体后面有一纵生浅沟，称为前列腺沟，内部有尿道穿过。可分泌一种含较多草酸盐和酸性磷酸酶的乳状碱性液体，称为前列腺液，其作用是中和射精后精子遇到的酸性液体，从而保证精子的活动和受精能力。前列腺液是精浆的重要组成成分，约占精浆的20%。前列腺还可以分泌前列腺素，具有运送精子、卵子和影响子宫运动等功能。

尿道球腺 埋藏在尿生殖膈内，豌豆形，开口于尿道海绵体部的起始处，主要功能为分泌蛋清样碱性液体，排入尿道球部，参与精液组成。

二、男性外生殖器

男性外生殖器主要包括阴囊和阴茎。

阴囊 是由皮肤构成的囊。其皮肤由平滑肌和结缔组织构成，也称为肉膜，在正中线上的阴囊中隔将两侧的睾丸和附睾隔开。阴囊内的温度低于体温，对精子发育和生存有重要意义。阴囊通过收缩和舒张调节囊内温度。精细胞对温度比较敏感，所以当体温升高时，阴囊舒张，便于降低阴囊内的温度；当体温降低时，阴囊收缩，以保持阴囊内的温度。

阴茎 可分为阴茎头、阴茎体和阴茎根三部分，头部与体部间有环形冠状沟。阴茎头为阴茎前端的膨大部分，尖端生有尿道外口，头后稍细的部分叫阴茎颈。阴茎由两个阴茎海绵体和一个尿道海绵体，外面包以筋膜和皮肤而构成。尿道海绵体有尿道贯穿其全长，前端膨大成阴茎头，后端膨大形成尿道球。每条海绵体的外面包被着一层纤维膜，海绵体的内部有结缔组织、平滑肌构成的小梁，小梁间空隙腔称为海绵体腔，海绵体腔与血管相通，若腔内充血海绵体膨大，则阴茎勃起。海绵体根部附着肌肉，协助排尿、阴茎勃起及射精。阴茎皮肤薄而易于伸展，适于阴茎勃起。阴茎体部至颈部皮肤游离向前形成包绕阴茎头部的环形皱襞，称为包皮。

三、男性的性生理反应

男性的性生理反应主要表现为，受到性刺激后阴茎海绵体快速充血，阴茎迅速胀大、变硬并挺伸（即阴茎勃起），在勃起过程中阴茎顶端会分泌出源于尿道球腺的透明黏稠性分泌物。随着性刺激的不断加强完成射精，将精液排出体外。

射精包括移精和排射两步：①移精。感觉冲动由阴茎头的触觉感受器传入，经交感神经传出冲动引起输精管和精囊腺平滑肌收缩，将精子移送至尿道，并与前列腺、精囊腺的分泌物混合组成精液。膀胱的括约肌闭合，避免尿液与精液相混，也防止精液进入膀胱，前列腺下方的另一括约肌也同样闭合，迫使精液存留在膨胀的尿道球部。此时男性会体验到射精不可避免的感觉，即使停止刺激射精也一定会发生。与此同时，心跳和呼吸加快，血压升高，全身肌肉绷紧。②排射。阴部神经兴奋，使海绵体根部的横纹肌发生快速的节律性收缩，从而将尿道内的精液射出。最初的几次收缩最为强烈，使精液从尿道口喷射而出。渐渐地收缩强度减弱，间隔增长。在排射阶段，呼吸频率和心率会达到顶点。射精的同时伴有强烈快感，即性兴奋达到高潮。但性高潮并不总是与射精相伴发生，未达到性高潮时射精或达到性高潮但未射精都是有可能的。射精后男性会经历一段不应期，在此期间他们不能再次射精。不应期的长度存在巨大差异，从几分钟到几小时不等，有些中老年人的不应期甚至会达到几天。

第二节 女性的性生理特征

女性生殖系统包括内、外生殖器官及其相关组织。

一、女性外生殖器

女性外生殖器指生殖器官的外露部分，又称外阴，包括阴阜、大阴唇、小阴唇、阴蒂、阴道前庭，系指耻骨联合至会阴和两股内侧之间的组织。

阴阜 位于耻骨联合前面，皮下有丰富的脂肪组织。青春期开始，阴阜皮肤开始长出卷曲的阴毛，是第二性征之一。

大阴唇 为外阴两侧一对隆起的皮肤皱襞，其前接阴阜，后达会阴。大阴唇皮下富含脂肪组织和静脉丛等，局部受伤后易形成血肿。

小阴唇 位于大阴唇内侧，为一对纵形皮肤皱襞，表面湿润，酷似黏膜，色褐、无毛，富含神经末梢，故极敏感。

阴蒂 位于小阴唇前端，为海绵体组织，阴蒂头富含神经末梢，极为敏感。

阴道前庭 为两小阴唇之间的菱形区域，前庭的前方有尿道口，后方有阴道口。

尿道口位于阴蒂与阴道口之间，为一不规则的椭圆形小孔。尿道口后壁两旁有一对腺体，称尿道旁腺，常为细菌潜伏之处。

前庭大腺 又称巴氏腺，位于大阴唇后部，是阴道口两侧的腺体，大似黄豆，腺管细，长 1 ~ 2 厘米，开口于小阴唇与处女膜之间的沟内，性兴奋时分泌黄白色黏液起润滑作用。

前庭球 又称球海绵体，位于前唇两侧，由具有勃起性的静脉丛组成，表面覆盖有球海绵体肌。

阴道口位于尿道口下方，阴道口上覆有一层薄膜，称为处女膜，膜中央有一开口，月经期经血由此排出。

二、女性内生殖器

女性内生殖器包括阴道、子宫、输卵管及卵巢，后二者人们常称为附件。

阴道 为性交器官，也是经血排出及胎儿娩出的通道。上端包围、环绕子宫颈周围的部分称阴道穹隆。阴道壁由黏膜、肌层和纤维组织膜构成，有很多横纹皱襞，故有较大的伸展性。阴道黏膜呈淡红色，由复层鳞状上皮细胞覆盖，无腺体。阴道肌层由两层平滑肌纤维构成，外层纵行，内层环行，在肌层的外面有一层纤维组织膜，含多量弹力纤维及少量平滑肌纤维。阴道黏膜受性激素影响有周期性变化。幼女及绝经后妇女的阴道黏膜上皮甚薄，皱襞少，伸展性小，易创伤，易出血。阴道壁因富有静脉丛，故局部受损伤后出血量多或形成血肿。

子宫 是壁厚、腔小、以肌肉为主的器官。腔内覆盖的黏膜称子宫内膜，从青春期开始受性激素影响发生周期性改变并产生月经，在妊娠期孕育胎儿。

输卵管 卵子与精子相遇的场所，也是向子宫腔运送受精卵的管道，为一对细长而弯曲的管，位于子宫阔韧带的上缘内，内侧与宫角相连通，外端游离，与卵巢接近。

卵巢 为一对扁椭圆形的性腺，具有生殖和内分泌功能，产生和排出卵细胞，分泌性激素。

三、女性的性生理反应

女性受到相关的性刺激，性欲被唤起时，机体开始出现性紧张，即进入性兴奋期，生殖器充血，阴道润滑（一般在性刺激10 ~ 30秒后液体从阴道壁渗出），阴蒂和大小阴唇肿胀及阴道长度增加。全身反应有乳房肿胀和乳头勃起、心跳加快、血压轻度升高、呼吸略加快及肌肉紧张等。随着性兴奋不断积聚，性紧张持续稳定在较高水平，进入性持续期，生殖器充血更明显，阴蒂勃起，阴道更润滑，阴道外1/3段呈环状缩窄而内2/3段扩张，子宫提升，乳房进一步肿胀，全身肌肉紧张更明显并出现部分肌强直，心率及呼吸继续加快，血压进一步升高，胸前和颈部皮肤出现粉红色皮疹（性红晕）。在性持续期的基础上迅速发展到身心极度快感阶段即性高潮期，阴道和肛门括约肌发生不随意的节律性收缩，由强到弱逐步消失，子宫也发生收缩和提升，同时伴面部扭曲、全身痉挛、呻吟、出汗及短暂神志迷乱，全身许多部位均出现性红晕，心率加快到110 ~ 180次/分，呼吸达40次/分，收缩压升高30 ~ 80毫米汞柱，舒张压升高20 ~ 40毫米汞柱，这一阶段一般持续数秒，通过强烈的肌肉痉挛使逐渐积累的性紧张迅速释放。性高潮后性紧张逐步释放并恢复到性唤起前状态的阶段，即性消散期，乳房肿胀消退，随后生殖器充血、肿胀消退，全身肌张力恢复正常，心率、血压和呼吸均恢复平稳，感觉舒畅。

第三节　老年人的性生理特征

人越老，性生活就越少，这是人们的常识。其实，无论男女，进入老年以后性生理、性功能等方面逐渐衰退。妇女进入绝经期，性激素分泌减少，排卵和月经停止，丧失生育能力。虽然男性不存在与年龄相应的生育静止的界限，但 60 岁以后由于雄激素分泌减少，也可能出现更年期综合征，性生理反应在一定程度上发生退行性变化。

一、老年男性性生理特征

随着年龄的增长，老年男性性生理发生变化，性反应逐渐变得迟缓。睾酮的产生、性欲、阴茎的敏感性和勃起的能力随着年龄的增加而减弱。男性 50 岁以后，精子形成逐渐减少，阴茎海绵体内纤维不断增生并发生动静脉硬化，阴茎勃起需要更长时间。即使勃起，也不像年轻时那样坚实，大多数人在射精后 12~24 小时内，阴茎不能再次勃起，即射精力度减弱，射精后的生理不应期延长，甚至无射精。此外，由感觉刺激引起的勃起速度慢，需要的时间延长，并且需要更多的直接接触，大多数老年男性不能在几分钟内产生有效性刺激反应，并且高潮频率减少，性高潮时间缩短，甚至难以达到性高潮。

随着男性的衰老，性生活主要会发生以下变化：①阴茎勃起需要更长的时间和更直接的刺激。②勃起的稳固性下降。③精液数量下降，射精力度不足。④射精的冲动减弱。⑤射精后的不应期延长。老年男性的性功能障碍主要为性欲障碍、阴茎勃起障碍、性生活障碍、射精障碍以及快感障碍，性反应不应期显著延长，经常出现不能现象。

二、老年女性生理特征

伴随女性的衰老，卵巢功能开始衰退，卵巢首先萎缩而后变小变硬，逐渐丧失排卵功能，并且由于孕激素分泌减少出现无排卵月经周期。此后，随着年龄的增长，卵子发育逐渐停止，雌激素分泌逐渐减少，月经紊乱、不规则，甚至完全停止。此外，女性第二性征也逐渐退化，性器官逐渐萎缩，乳房下垂，皮肤变得干燥，皱褶增多。由于阴道血流量减少，进而引起阴道干燥和萎缩，阴道润滑液分泌减少，而阴道上皮层的变化在雌激素水平下降时变化得更加迅速，随后血管、肌肉和结缔组织也相继变化。阴道由于周围组织血管退化、营养供应不足，充血和润滑愈加困难，失去弹性。阴蒂的变化包括收缩、灌注减少、勃起期充血减少。

神经生理反应也减退，包括神经冲动变慢、触觉知觉减弱、震动感减弱和反应时间延长。肌肉强度的减弱也导致从勃起到高潮所需要的时间延长，性高潮峰值减低和高潮消退加快。

随着女性的衰老，除了性生殖器官的变化外，相应的性功能也在发生变化。由于雌激素水平减低，影响泌尿生殖系统区域的动脉血流量以及中央和周围神经系统，从而影响性功能的触觉和震动感知，因此降低了女性性欲唤起和性高潮的能力。对外阴部、乳房和乳头刺激的反应也减少，造成性唤起阶段的触觉障碍，达到性高潮的铺垫时间需要更长，高潮的时间更短，高潮的强度也降低，同时女性发生性高潮的概率也变低。阴道分泌物的减少，也会造成性交干燥进而引起性交疼痛。由于性生理的改变，心理上希望通过性交或自慰获得满足与安慰的冲动减弱，性幻想减少，性专注度减弱。

因此，伴随着人体的衰老，男性和女性身体的性反应都有所减退。这是由于多种性激素分泌不平衡和（或）缺乏而引起的。与年轻人相比，老年人的性生理表现为多样化的存在，既有生理要求依然强烈的，也有心理满足可以替代或者升华的，还有无欲无求的。这就是说，既不应该否认老年人的性欲望，也不应该夸大其作用，更不应该忽视其特有的存在形式。值得注意的是，尽管老年人性生活发生了一系列的变化，但是性满足感并没有实质的变化。老年人的性行为方式与年轻人相比，不是更加单调了，而是更加丰富了。对于中青年来说，所谓“安全的性”主要指预防性传播疾病，但是对于老年人来说，更多的是与性有关的各种人身安全与健康保护的问题。

3

第三章

老年人的性心理

性是人类的一种本能，曾有人把物质生活、精神生活、性生活一起列为人类最重要的三大需求之一。人类的性行为除了受机体生理功能的影响之外，还受社会、心理、遗传、疾病等多种因素的影响。作为人类健康不容忽视的重要组成部分，近年来，性心理健康越来越受人们的重视。掌握一定的性心理知识会帮助我们正确认识性，过好性生活，更快地走出误区，更好地享受健康幸福的生活。

性心理是指在性生理的基础上，与性征、性欲、性行为有关的心理状态与心理过程，也包括与异性交往和婚恋等的心理状态。性心理健康与人的身体构造、生理功能、心理素质和社会适应密切相关。WHO 对性心理健康的定义是，通过丰富和提高人格、人际关系和增进爱情的方式达到性生活的肉体、情感、理智和社会等方面的满足和协调。

第一节 老年人的性心理特征

人在生命的不同时期和不同阶段，性心理也不相同。

老年人和年轻人一样，需要伴侣，需要情爱，也需要性爱，直至生命结束。虽然衰老是不可避免的，但老年人也有性生理上的需求；虽然性功能逐渐衰退是事实，但老年人也有性生活的能力，更不会完全丧失性欲。

一、老年人性心理上存在的误区

研究发现，老年人性心理上会有心理性抑制，主要表现为，自以为没有性能力了，对有性欲感到羞耻，认为性生活对健康有影响等，从而出现衰败心理、羞耻心理、恐惧心理、禁欲心理，并会因此而出现烦躁、焦虑和抑郁等情绪。

存在这些误区的主要原因有以下几点：

老年人的性心理受到了传统观念、封建意识和社会舆论的影响，特别是老年人不应存在性情感、性要求和性关系的说法的影响。如中国几千年来的传统观念和封建意识认为“无欲则长寿”“老年人不应有性生活”，一些社会舆论把老年人的性活动看成是“老不正经”“为老不尊”的行为，这些观念给老年人带来极大的性压抑。英国的一项研究发现，老年人有规律的性生活可以起到减少疾病、延年益寿的作用，根据对 1 000 名男性为期 10 年的跟踪调查，发现每周有两次或以上性生活的男性，寿命明显长于那些每月只有一次或更少性生活的人，而且，相比那些性生活较少的人，性生活频率较高的人出现冠状动脉疾病如中风、脑血栓等的概率反而明显降低。

随着身体生理功能的衰退，老年人心理上也会出现衰老感，自以为性功能丧失了、性能力减退了，对性生活的兴趣降低。老年女性可能表现较为突出，甚至会拒绝过性生活。由于世俗偏见的束缚，认为老年人过性生活是可耻行为，老年人往往要在子女面前显示自己的"圣洁"，进一步导致性欲减退。此外，老年人还会因为疾病对性产生恐惧，担心加重病情而回避性生活，因过分相信"纵欲伤身"而抑制自己的性欲望和性需求。事实上，并不是所有的正常人在 60 岁以后性功能都急剧衰退，性交频率都要下降。一项关于 60 ~ 94 岁的老年人的研究发现，有 15% 的人在 60 岁以后还经历一个时间达几年之久的性活动增长阶段，无论男性、女性，大部分老年人性生活的活跃可以持续到 70 岁或更晚，比人们想象的年龄高很多。

老年人会把性交和性生活等同起来，认为只有性交才能证明自己的性能力正常。如男性一旦出现勃起时间延长、不能射精，就会担心是自己性功能即将丧失的衰老表现，从而悲观失望，这也是很多老年人出现性生活障碍的主要原因。其实大可不必有这样的想法。老年人机体功能衰退，性生活时肯定不会像年轻人一样，老年人的性生活有自己的特点，如夫妻间的拥抱、亲吻、牵手、诉说喜欢对方的话语，这些都是情感交流，老年人可以从这些活动中感到相互被需要。

二、老年人性心理的变化

主要是性角色的变化和性生活心理变化。

（一）关于性角色的变化

老年阶段，因子女多数已成年，老年人的家庭生活往往会发生重要变化。子女的独立和离家会使老年人产生强烈的失落感，感到孤独寂寞。老年人夫妻关系的角色也发生了一些变化。由于老年女性的身体一般比老年男性健康一些，妻子对丈夫的照顾比过去多了，从以前受丈夫保护转为保护丈夫，从被保护的角色变成了保护者的角色，在家庭中的管理权和发言权也比过去多。对男性来说，进入老年以后，虽然长期的心理优势使他们仍然意识到自己是“男子汉”，并继续担任着丈夫的角色，但由于退休后社会活动的减少，家中承担的事务增多，也不自觉地在某种程度上变得婆婆妈妈起来。从性别角色上看，男性和女性的差别在日益缩小，气质上开始趋于中性。

（二）关于性生活心理变化

步入老年后，由于身体的生理机能发生了变化，性能力也随之受到一定程度的影响，许多老年人对性生活产生了迷惑和犹豫。

无论是男性还是女性都担心自己生理上的衰老，都想知道自己随着年龄的增长会发生什么变化，有没有希望保持身体健康和正常的性生活。男性对自己性能力的担心和忧虑比较明显，他们常常和年轻时相比,有一点变化就感到惊慌：是不是有病了？阳痿了？阴茎是否还能勃起？老伴会不会不满意？相对于男性女性的心理压力要少一些，但也会对性活动产生一些忧虑，如担心由于阴道干燥而产生性交疼痛，害怕患上老年性阴道炎等妇科疾病。究其原因，主要还是由于性知识缺乏、夫妻性生活不和谐以及社会角色变换带来的影响。有些老年人因夫妻性生活不和谐，不能默契配合,或者丧偶后无性伴侣而造成性压抑。有些老年人离退休后由于社会角色的变化，心理上不能适应现实的生活，认为自己是无用之人，对性生活的兴趣出现自发性减退。

心理因素是决定老年人性功能是否衰退的重要因素。对自己的性能力是否有信心，夫妻间性生活是否协调，夫妻双方能否在性活动中互相配合，以及有无其他心理抑制等，构成了老年人各种不同的性表现。老年人应消除心理误区，树立信心，端正对性生活的态度，把它建立在情感与性感相互协调的基础上，积极参与娱乐，并进行心理生理调适，和谐有规律的性活动有利于老年人身心健康。

第二节 老年人的性心理相关问题

一、性的不满足所引发的家庭问题

性的不满足会导致出现性心理问题。老年人的性不满足一般不以直接的形式表现出来，而是以家庭不和、莫名其妙的哀愁、不安全性行为、希望尽早结束生命等引发出来的。父母与子女之间的问题，有些是由潜在的性不满足所引起的，比如对子女的生活进行过分的干涉、强迫子女结婚和要求传宗接代生儿子、责怪儿子宠爱儿媳而冷落老人等，有人认为，这是老人以眷恋子女的亲子之爱而替代寻求性欲上的满足。老年人夫妻之间的不和，也有由性不满足而造成的问题，比如，性欲和性配合不一致，爱情不专或怀疑对方感情不专所引起的争吵，由于男女双方的缓冲器——子女都已长大独立，更容易产生激烈的冲突。在婆媳、翁媳不和中，也会发生由性不满足所产生的冲突，例如，婆婆过分干涉年轻夫妇的生活，在日常生活中指桑骂槐，公公对儿媳有所觑视等，特别因丈夫早亡在性生活方面受到抑制的婆婆明显地具有制造纠纷的倾向。当然，并不是所有的家庭不和都源于性不满足，而是有些家庭矛盾中会有这样一些因素存在。

二、独身老年人的性心理问题

调查显示，我国60岁以上独身老年人男女之比为1∶2，占老年人口总数的45.7%。在独身老年人中，心理活动变化最大的是老年丧偶者。丧偶老年人的心理是消极的，因很少有人关心他们的性心理状态，从而使他们的性兴趣、性活动受到严重的压抑。

其实，性是人自然本能的表现，无论在什么阶段人都存在性的需要。老年人性功能较中年人有所下降，但并不是消失。老年人丧偶后，经过一段时间的心理调适和恢复，这种出自本能又高于本能需要的情感（性爱和情爱）也会随之恢复。他们渴望性活动，有性兴趣，这是自然的、正常的需求。

独身老年人的性心理表现主要有以下特点：①性回忆增多。独身老年人与同龄的老年人夫妻相比，性回忆增多。他们与配偶在几十年生活中建立的性爱和情爱关系已深深占据他们的内心。他们常常回忆与配偶共同生活的时光，在回忆中得到性的满足。②性兴趣转移。由于独身，性生活缺乏，性兴趣已不再仅仅是与异性身体接触的体验，而是通过电视、电影等性爱的镜头，满足精神上的性体验，性兴趣似乎更广泛了。③性情感复杂。受传统观念的影响，家庭、子女和社会对独身老年人的性需求常常不予理解，使得老年人会因此而感到烦恼和压抑。既想有新的恋爱，又怕因此造成家庭不和，因而性情复杂，在生活中常表现为无缘无故发脾气等。④自慰行为增加。独身老年人会通过自慰得到性的满足，调查显示，独身老年女性的自慰行为通常比普通老年妇女多。此外，老年人也存在不安全的性行为，会感染艾滋病等性传播疾病。

三、老年人恋爱和再婚问题

和世界上许多发达国家一样，中国的老龄人口在不断地增加。随之而来的老龄问题也多了起来，其中老年人恋爱和再婚的问题越来越受关注。近年来，我们常常听到或看到一些孤独老人找到了合意的老伴，重新过上了舒心的家庭生活。但是，老年人恋爱或再婚，在社会上还存在不少障碍，传统习俗对老年人恋爱或再婚持否定态度，很多年轻人对自己年老的父亲或母亲恋爱或再婚，感情上也转不过弯来。有的认为独身老人不愁吃不愁穿，为什么还要再婚呢？难道还那么迷恋性生活吗？人们往往忽略，老年人的再婚不仅是生理上的需要，也是心理上的需要。

中国著名老年学家、北京大学老人问题研究中心姜德珍研究员，在其《老年心理与自我调适》一书中，曾归纳老年人再婚的心理障碍，认为一般有以下“9 怕”：一怕人议论，有损自己尊严，有损孩子面子；二怕婚后两人不合，被人讥笑，心里不安，徒增烦恼；三怕对原配偶不忠，旧情难忘；四怕处理不好双方子女关系，引起家庭不和；五怕自己的子女不满，伤害子女情感，失掉亲情；六怕引起经济纠纷，影响生活的宁静；七怕生活习惯不同，难以相处；八怕干扰事业，有损自己成就；九怕再次遭遇失偶，增加自己的悲哀与烦恼。

老年人要生活得充实，有专家认为最根本的条件是：经济上的保障，身心健康，要有能够从心底里相互理解的对话人，要有益于别人的工作及作用，能得到适当的性满足。老年期的恋爱与结婚，在多数情况下，起着能使这些条件得以满足的作用。所谓性，并不单纯意味着性欲的满足。从广义上来讲，老年期的性，就是满足相互认为还有必要的一种感情，使双方得到相互鼓励，增强团结，分享欢乐，进而使双方的情绪都得以满足，既能消除孤独感，又可增加自信心。

大量的事实证明，做好老年人的再婚工作，对社会，对家庭，对老年人的健康长寿均是有益的，尤其对鼓励、支持老年人充分发挥余热，完成未竟的事业是不可缺少的。老年人是否再婚是他们自己的权利，家庭和社会只能给他们提供参考意见。老年期恋爱、结婚是提高生存意义的"特效药"，无论是再婚还是独身，都应该得到家庭和社会的认可和尊重。

第三节 老年人的性心理卫生与保健

人类的性心理健康不容忽视，老年人亦是如此。老年人性心理健康的保健重点是正确对待性需求，防治性困扰、性疾患。

一、自然、科学地看待性，接受全面性教育

老年人性生活中存在的忽视、偏见、误解，以至阻碍和反对等问题，大都是由于缺乏对性的科学认识所致。在中国，由于传统观念的影响，大多数老年人从未受过正确的性教育。正确全面的性教育，可以消除老年人对性生活的虚无感、多余感、自卑感和羞耻感，使大家了解保持健康性生活的必要性和可能性，从而使性生活以至整个老年生活更和谐、更有乐趣、更加健康和幸福。老年人的性教育不仅老年人需要，老年人的子女及社会有关人士也需要。

二、正确认识老年人性行为

享有健康、良好的性生活，是每个人的权利。对性的需求就像对饮食的需要一样是自然的、本能的，追求性生活的和谐美满

是每个人的正当要求。老年人有性欲，有性生活，是正常的生理和心理需要，家人和社会应该理解、关心并给予帮助。老年人性生活不仅仅是对性欲的满足，更多的是作为夫妻情感的愉悦。老年人的性生活不单是指性交，相互拥抱、爱抚、牵手、温存，都属于性的范畴。老年人适度的性生活可避免孤独、抑郁等不良情绪的产生，有利于增进老年夫妻间的恩爱，使心情舒畅，消除烦恼、忧虑等消极情绪。美满如意的性生活还可使人体的性腺、脑下垂体、肾上腺、甲状腺等激素分泌旺盛，减缓细胞退化，推迟机体衰老过程，促进健康长寿。为了促进性的和谐美满，老年人应重视学习养生保健和性知识，并戒除影响性健康的不良嗜好，如吸烟、酗酒、熬夜和不安全性行为等。

三、正确对待老年人性需求

性的需求不会因年龄的增长而终止，只是随着年龄的增加，需求的频率、性生活的方式等有所改变。那些认为老年人谈性、再婚就是“老不正经”的认识，是极端错误而有害的。研究发现，老年人完全停止性生活、长期分床而睡，会造成严重的生理障碍，没有性生活的老年女性极易产生阴道萎缩，长期无性生活的老年男性常因出现不能勃起而自责并且容易发生抑郁症。夫妻从年轻到老年都能保持良好的性生活，可以抵抗因衰老而造成的性器官衰退。夫妻间如果故意压抑正常的性生理需求，就可能产生与自身生理相悖的心理扭曲，引发心灵上的痛苦，引起精神恍惚、性情乖张，进而还可能会引起失眠、多梦、头痛、头晕、记忆力衰退、消化不良、消瘦等症状，有害身心健康。老年人性生活方面的良好经验有：保持性生活的主动性，重情不重欲，力求变化，保持乐观，保持浪漫，互相关怀，互相体贴，多样化，关心身体健康。老年人不应有精神压力，如果自己是心甘情愿，没有性生活也能生活得很好。

四、建立“高质量性生活”的性心理

老年人夫妻进行高质量的正常性生活，是促进正常性心理发展的基础，而正常性心理又是高质量正常性生活的前提条件。女性在 50 岁左右绝经后，性功能逐渐衰退，到 60 岁左右的时候，外阴部与阴道出现萎缩性的变化。与此同时，由于性功能衰退和习惯性心理因素的影响，表现出性冷淡和性高潮障碍，因而对性生活缺乏兴趣，回避与拒绝性生活。即使在性生活过程中也缺乏语言、情感、思维与意识作用等心理因素，有的甚至出现反感、语言刺激，严重地影响性心理，进而造成性功能衰退，这是与男性性要求和性心理不相适应的结果，也是男性性苦恼的原因之一。男性如何理解与体谅老年女性的性功能与性心理变化，同样是性心理卫生不能缺少的重要环节。因此，老年人夫妻应当理解与保持正常的性生活，这是老年人身心健康的关键。建立良好的性心理状态，促进正常性心理的发展，是保持老年人正常性生活的重要条件。

五、老年人性生活特有的注意事项

老年人性生活要适度。性生活怎样才算适度呢？一般而言，以双方都能保持浓厚的兴趣，并从中获得满足，而且不影响次日的精力为原则。60 岁以上的老人，每月 2 ~ 4 次为宜，70 岁以上还应适当减少，总之以第二天不感到疲劳为度。若过于纵欲，性生活毫无节制，或同时有多个性伴侣，甚至有商业性性行为，则是极为有害的，不但会影响健康长寿，还容易诱发（或加重）艾滋病等性传播疾病、心脑血管疾病等。此外，性生活前一般不要饮酒，不可吃得过饱或喝水过多。老年人性兴奋唤起得慢，因此前戏时间可以长一些，而且动作要轻缓，尤其老年妇女阴道分泌物少，非常干涩，必要时可以使用润滑剂。再者，性生活过程中，应控制自己的情绪，避免过度兴奋和过急行动。而且性爱并不一定要做，拥抱、亲吻、爱抚皆是性爱。性生活后建议静躺一会儿，因为性生活时血管收缩会减少脑部供血，造成脑细胞暂时性缺氧，引起疲惫感，静躺有助于恢复。性生活对体能消耗极大，身体会流失大量水分，因此结束之后最好喝杯温水，稍缓一会儿，再吃东西补充能量。

六、及时治疗与性有关的各种疾病

如男性出现勃起功能障碍、前列腺疾病，女性出现妇科炎症，性冷淡以及性病与生殖系统癌症等，切不可讳疾忌医，应及时就医治疗。对有其他性异常表现者，也应及时到医院进行治疗和心理咨询，及时消除不正常的性异常行为。

此外，要注意患有一些老年性疾病时的性生活及性卫生保健。一般说来，男性前列腺切除后不影响性能力，照常可以进行性生活。但是前列腺摘除后性能力恢复得快慢，因个人体质不同而有差异。人到老年之后容易出现心脏疾病，有心脏病也可以过性生活，因为性生活所消耗的能量只相当于上一层楼所消耗的能量。当然，患有心脏病应当充分了解心脏病的性质和严重程度，采取相应的措施，在心脏允许的限度内进行性生活。子宫切除后不影响性生活，因为子宫本身不是性生活的器官，也不是女性激素分泌器官，因此切除子宫后照样可以过性生活。女性应经常用温水冲洗外阴部，保持外阴部卫生。因为坐浴时水容易进入阴道引起感染，所以不要坐浴。男性应经常用温水洗外生殖器官，不但可以保持性器官卫生，还能提高器官的功能。

七、要丰富老年生活

作为老年人，退休后每天会有很多闲暇时间，如果子女不在身边，缺乏社交活动，生活没有乐趣，时常会感到恐惧寂寞，要合理安排时间，多接触新事物，培养广泛的兴趣爱好，多参加社区社团组织的活动等丰富文化娱乐生活，寻找健康的生活乐趣，养成健康的生活方式，避免做出不理智的行为。老年人要正视性需求，保持良好的夫妻关系。老年人要注意性生活的安全，发生性行为时切记正确使用安全套，可有效地减少因性接触感染艾滋病等性传播疾病的风险。

八、多加关爱老年人

关爱老年人是全社会共同的责任，对老年人要多理解、多关心，尤其是子女和晚辈。关心老年人的生活，不仅是物质上的满足，还要给予精神、心理上的支持和尊重，千万别让父母空巢又“空心”。愿所有的老年人都能拥有健康幸福的美好生活。

4 第四章

老年人的性生活

第一节 老年人的性欲

性欲是在一定条件刺激下产生的与性有关的各种欲望。性欲可以通过性行为缓解，也可以通过非性行为缓解，例如身体锻炼转移、自慰、与异性交往等。

性欲包括接触欲和胀满缓解欲两种。接触欲是人类和高等动物终身存在的一种本能，又称肌肤之亲，对维系老年夫妇间的感情仍十分重要。老年夫妇对性行为的要求减少，但对肌肤之亲的交流并没有减少。胀满缓解欲则是人们到了青春期后在性激素的作用下，有把性腺、附性腺自然分泌充满的东西排泄出去或把生殖器官的胀满感消除掉的愿望，所以也称排泄欲。胀满缓解欲受年龄的影响很大，在青春期性成熟年龄最强，到中年后逐渐减弱，老年之后即使有性行为也不一定能每次都排精，所以我们说老年人的性欲降低主要指的是胀满缓解欲的降低，是对性行为要求的逐渐减少，而接触欲并不一定会明显降低。性欲强弱一是反映在性行为频率的多少，二是反映在接触欲的水平。

从生理学上看，男性的雄激素除由睾丸分泌外，肾上腺皮质还能分泌一部分，并且肾上腺皮质的分泌机能和年龄的增长没有多大关系，因此，它可以代偿睾丸部分机能；女性到了更年期后雌激素分泌减少，卵巢开始分泌一种非典型的酚类固醇，这种物质也具有部分雌激素的功能。所以，老年人的性功能并不会随着年龄的增长而消失，只是因全身生理功能的削弱而有所减弱。除了生理上的因素，过去的性生活经验、情感的影响和神经条件反射等仍在大脑皮层中留下痕迹，使老年人仍然保持着对性爱的欲望。

老年人的性功能亢奋可以区分为两种：一种是，也可能是体内性激素水平降低减缓，表现为性行为的频繁，多数属于功能性或良性改变，一般对身体没有明显的危害。虽然随着年龄的增长，性激素分泌减退，性功能和性器官也会随之逐渐减弱，但由于身体健康状况良好，性能力维持较好，性功能增强的同时伴有性欲增强；一种则是因为疾病或药物等因素造成的性器官频繁充血肿胀，但基本不伴有性欲望和性能力的增强，多属于器质性因素，例如泌尿生殖系统肿瘤或肿瘤转移等，需要予以足够的重视，一经发现应尽早就医。

需要在此提醒的是，老年人要注意必要的性保健，并注意掌握性生活的特点，可以咨询专业医生以获取性生活方面的知识和指导，发现身体上的异常时，及早去医院诊治。

第二节 老年人的性反应

性反应是指男女在性生活中的反应，一般分为兴奋期、高涨期、高潮期和减退期四个阶段。男性的性感应区包括生殖器区（阴囊、阴茎体和阴茎头），会阴（即阴茎根部到肛门的部位），乳头，其中阴茎头通常是阴茎最敏感的部位。女性性感应区包括生殖器区（阴唇、阴道内部和阴蒂），乳房、乳头和会阴（即阴道和肛门之间的部位），其中阴蒂是女性性感应区中最敏感的部位。

男性在 18 ~ 20 岁会经历一生中性反应和性能力的高峰时期。男性性反应的特点是过程快，受到肉体或精神上的性刺激后能迅速进入性兴奋状态，阴茎在受到有效性刺激后 3~5 秒即可勃起，阴茎海绵体内血管充血，阴囊皮肤平滑，提肛肌收缩，牵拉睾丸上升，偶有乳头竖起，周身肌肉紧张，甚至身体快速拉动，进入高涨期出现射精动作。男性的性反应消退期短，男性射精后就想立刻休息，勃起消退，阴茎并未完全疲软，当连续给予刺激时可能会再勃起，这种勃起消退疲软再勃起的过程可以反复多次。中年男性的性反应开始发生明显的变化，阴茎勃起发生的速度变慢，性高潮的频率降低，两次射精间隔的时间延长。由年轻时的集中于性器官的强烈感觉，转变为扩散泛化、延及全身的感受。他们对性高潮的追求逐渐变得不那么迫切。老年人睾丸间质细胞减少并出现退行性变，胞质内脂褐素增多，产生的雄激素睾酮减少，血中游离睾酮下降，血浆性类固醇结合球蛋白升高，垂体促性腺激素逐渐升高，肾上腺分泌的雄激素亦逐渐下降，勃起更慢，射精需要更长的时间和更强烈的刺激，射精时的喷射力量也大大减弱，部分人甚至出现缓缓涌出精液的现象，高潮的消退过程十分迅速，射精后阴茎很快完全疲软。老年人若在完全勃起后未及时性交，发生的勃起部分或全部消退后，想要像年轻时那样再次充分勃起则比较困难；也可能会完全失去再勃起能力而使性交中断，这称为继发性不应期。

女性性反应启动缓慢，与男性反应过程不同步，很多时候男性性反应已结束，而女子还没有到高潮期。女性性反应准备阶段要长一些，男方通过语言、抚爱、接吻等去激发女方的性欲，同时避免其他因素的干扰，等女方进入兴奋期再进行性交。年轻女性性兴奋后，生殖器充血，子宫提升，乳房进一步肿胀，全身肌肉紧张更明显并出现部分肌强直，心率及呼吸继续加快，血压进一步升高；胸前和颈部皮肤出现粉红色性红晕，阴蒂勃起，阴道出现阵发性收缩，阴道壁在性刺激开始后 10~30 秒出现大量透明黏液性分泌物，并很快布满阴道壁，使阴道润滑；全身许多部位均出现性红晕，心率可达到 110~180 次 / 分，呼吸可达 40 次 / 分，收缩压升高 30~80 毫米汞柱，舒张压升高 20~40 毫米汞柱。女性性高潮只持续数秒，在短暂时间里通过强烈的肌肉痉挛使逐渐积累的性紧张迅速释放，心理上感受到极大的愉悦和快感。性反应消散后，乳房肿胀消退，随后生殖器充血、肿胀消退，全身肌张力恢复正常，心率、血压和呼吸均恢复平稳，感觉舒畅，心理满足。女性在消退期后与男性的不同点是不存在不应期，女性具有连续性高潮能力。

中年女性和年轻女性一样，在接受有效的性刺激之后就会出现性兴奋的症状乳头勃起反应。在性紧张的影响下，血管充血引起的乳房大小增加的反应能力，随着女性的衰老而呈进行性减弱，部分老年女性乳房松弛悬垂无这种反应。中年女性会因性紧张不断增强而产生表浅血管充血的性红晕皮肤反应。到老年之后，妇女性激素水平不断下降，表浅血管充血和血管扩张能力随之下降，即使能出现性红晕其面积也越来越局限。中老年女性在性反应各期中阴蒂的反应将比年轻妇女有所减弱，变得更不明显；阴毛和腋毛也日渐稀疏，阴唇的萎缩常致阴道口缩小；阴道壁颜色逐渐褪为粉红色，皱襞的消失将使阴道壁变得平坦，越来越薄，扩张能力和弹性也逐渐减弱甚至丧失。兴奋期的阴道润滑反应明显受到年龄增长的影响，黏性液体的分泌速度减慢，分泌量减少。若在女性尚未充分兴奋之时强行插入，便会给其造成不适或疼痛，造成她们对性交的反感，甚至厌恶。因为充血反应比较弱，老年女性性反应平台期的消退也比年轻时快。老年女性阴蒂的复位、反应消退十分迅速，但乳头的勃起反应可持续数小时之久。如果缺乏事后爱抚，盆腔充血的消退过程则较缓慢。

第三节 老年人的性能力

性能力是指男性阴茎勃起、插入阴道并完成正常的射精，女性产生性兴奋、阴道润滑、接纳阴茎并达到性高潮的能力。

从生理上来说是，男性的性能力与他一生中产生精子的总数目、排出精子的总数、产生和排出精子的速率（即每天或每周产生的精子数量）、雄激素水平、性活动次数、性活动持续时间长短、通过性活动达到身体的最佳状态等有关。从心理上来说，男性的性能力与男性性欲的强度（即性冲动产生时的心理强度）、性冲动的频度（即每天的次数）以及经过多少次和多长时间性活动可以满足他的性欲望有关。性活动以后，身心舒畅、精力恢复并调整到最佳程度。性能力与性欲水平既可以相近，也可以相互分离。从社会心理和社会学的角度来看，男性的性能力包含对夫妻之间爱情的贡献和家庭生活的美满程度，休息和恢复精力从而达到为家庭和社会创造物质与精神财富的能力，通过家庭的美满幸福和稳定来做出对社会幸福和稳定的贡献等。

对于女性，从生理上来说，性能力与她一生中产生的卵子总数、排出卵子的总数、产生和排出卵子的速率即每月产生的卵子数量，以及雌激素(包括孕激素)的水平有关。从心理上来说，女性性欲的强度，是指性冲动产生时期望获得满足的心理强度。

对性能力的认知，会体现在勃起能力（勃起的硬度和勃起时间）、性活动时间的长短、性生活的频率以及性技巧的掌握和对性的总体认识水平。老年男性往往对勃起能力的变化（与年轻时比较）缺乏心理准备，很难承受这种减退，由于心理和精神因素的影响，使生理波动更加明显，往往导致过早地出现性欲衰退与性能力的减低。甚至部分人误以为这是年龄变化的必然结果，于是过早放弃性生活，以致情况越来越糟，直至完全丧失性能力。

随着年龄增长，自我控制射精的能力不断加强，勃起中枢的兴奋性逐渐下降，勃起阈值不断提高，相应地射精中枢兴奋性也不断下降，而射精阈值则不断提高。如果夫妻间能进行充分、有效的交流，最终也能达到默契配合与和谐美满。

性活动时间的长短是决定女性能否达到性高潮和性满足的重要因素，如果性活动时间过短，女性没有得到充分有效的刺激，不能达到性高潮。由于男性大多数性活动时间（抽动时间）短，女性单纯依靠性活动而引起的性高潮期较短，女性难以得到性满足。性活动时间一方面与体力、精力等有关，另一方面也受心理和精神因素影响，如过分在意身体和性功能方面所发生的局部轻微变化而使生理变化更加明显。

夫妻性生活的和谐美满，不仅仅依赖于男性的勃起能力和性活动持续时间的长短，更重要的是在于双方能很好地进行沟通，恰当运用有关的性刺激、变换性接触的方式和体位等性技巧，以及合理而开明的性态度。

第四节　影响老年人性生活的因素

影响老年人性生活的因素是多样的，概括起来，可以分为非生物学因素和生物学因素。前者包含社会、思想意识、传统观念、心理及两性对性问题的态度及既往夫妻性生活状况等因素，后者主要包括人体自身、疾病、手术、药物等因素。下面简述一下相关生物学因素的影响。

一、皮肤和肌肉萎缩

老年人皮肤弹性丧失，一般对触摸感觉迟钝，身体灵活性和耐久力降低，性活动过分剧烈易致腰背痛或肌肉损伤，最好采用省力的侧位或坐位等。性器官肌肉萎缩影响性生活。

二、内科疾病

心脑血管疾病及高血压导致脑血流量减少，性欲也许不受影响，但性能力可能下降。性生活时应避免颈部过度弯曲或伸展，避免体位性低血压造成的眩晕或晕厥。一些高血压药物也会影响阴茎勃起。肺部疾病会引起呼吸功能受损，呼吸困难是肺活量下降所致，不能过多干体力活，包括性生活，从而影响性能力。很多人认为心绞痛、心力衰竭、心脏支架术后等，心功能下降，外周血管阻力增加，应避免发生过度兴奋，避免性生活，以防发生生命危险。其实适当的性生活反而对人有益，可以放松身体和精神上的紧张。有些情况要坚决避免性生活，应在严格药物治疗的前提下，鼓励逐步进行体育锻炼，以帮助恢复性生活。萎缩性胃炎导致胃肠功能减弱，胃肠蠕动和排空减慢，性生活前后不宜饱食。老年人膀胱和尿道炎会引起性活动的不适感从而影响性功能。老年性尿失禁对生命无直接影响，但可造成皮肤糜烂、身体异味，这也是老年人孤僻、抑郁的原因之一，是影响老年人生活质量特别是老年人性生活的主要疾病，应注意锻炼耻骨尾骨肌。

三、外科手术后

子宫或卵巢切除术后，由于情绪和激素水平的变化会导致性功能减退。乳房术后由于严重的心理反应可影响性功能。前列腺术后及骨盆、会阴外伤后，会影响性功能。直肠癌术后，由于手术范围大，会影响会阴神经、血管，进而影响性功能发挥。

四、药物

有些药物会影响参与性活动的自主神经系统，或引起体内激素的合成代谢异常，或引起情绪变化，可逆性影响性功能。酒精（乙醇）中毒可抑制雄激素合成，促进雌激素的转化。另外降压药如利血平，神经节阻断剂如甲基多巴等，抗精神病类药物如吩噻嗪类，毒品类，抗抑郁药物，其他如洋地黄、西咪替丁等药物，都会影响性功能。

第五节 老年人性生活的注意事项

和谐的性生活的前提是双方自愿，双方投入，双方享受。保持性能力最好的办法是适度使用它。人到老年，生理上的全面衰退会引起性敏感区敏感性降低，性兴奋所需要的感觉刺激阈值升高，进而影响性反应速度和强度。要勇敢面对这种转变，主动按照自身的特点和规律进行适度的夫妻性生活。最好的标准还是以自我感觉舒适为主，生理机能综合平衡。体验自己在性生活之后的身心反应与变化，良好的饮食习惯、健康的身体和乐观的心态，是保证老年人性生活和谐的必要条件之一。定期锻炼身体，增强自信心和自尊心，防止或控制一些慢性疾病。

跟年轻时候相比，老年人的体力、精力和同房需求远远不如以前，因此打破固有的性生活表现形式，需注重于前戏时间和刺激，多爱抚和交流能促进勃起。性生活时通过互相爱抚和感情上的交流，用行动向配偶表达爱慕之情，不依赖于强烈的性高潮，男性更不苛求次次射精。女性由于体内雌激素减少，阴道变得干涩，适当的前戏能增加润滑度。同时要调整好体位，不要尝试高难度的体位，要把感觉集中到心理和情绪上。幻想、调情、幽默、调侃、挑逗、温柔的凝视等多种形式的感受和情感表现都可以促进夫妻感情。外在的相互吸引、心理上的相互依赖、感情上的相互补充都是爱的表达，是性生活的重要部分。若老年人患有基础性疾病，如高血压以及冠心病等疾病，必须在保证病情稳定的情况下进行，避免过度疲劳和激动。只有在男女双方都有充沛的精力、良好的情绪准备的状态下，才能使对方心理上获得满足感。有时需要求助于必要的医疗干预，通过使用适当的药物，或者借助其他措施，可得到一定程度的满足。

老年人可每月维持 1 ~ 2 次性生活，或者至少每两个月维持 1 次性生活。坚持不懈，保持积极乐观的生活态度很重要，否则“性情绪”和“性兴趣”也会逐渐失去。在没有配偶的情况下，自慰也是可行的。老年人也需要增强自我保护意识，掌握一些性相关疾病的常识，知道其传播方式、危害以及预防方法，了解生殖系统相关疾病，以便评估自身的健康情况。

5

第五章

老年人的性相关疾病

性相关疾病既会影响性生活的安全和质量，又会造成男性排尿异常、性功能障碍，女性疼痛、异位妊娠、不孕不育等，还可能威胁胎儿健康，导致流产和死胎。老年人常见的性相关疾病主要包括性传播疾病和其他生殖系统相关疾病。

第一节 性传播疾病

性传播疾病简称性病，在我国传染病发病报告人数中位居前列，已成为重要的公共卫生问题和社会问题。近十几年来，我国性病发病率总体呈逐年上升趋势，在商业性性行为、多性伴、男男性行为等人群中感染率较高。性病对人体健康的损害是多方面的，感染后如不能及时发现和规范治疗，不仅可损害生殖器官导致不孕不育，也可传给胎儿或新生儿，有些还可造成人体多个器官损害，导致残疾甚至死亡。同时，它还可以造成家庭内传播，夫妻一方感染后，可通过性生活传染给对方。少数情况下，家庭成员也可通过接触性病患者的分泌物污染的物品而被感染。

我国重点防治的性病有艾滋病、梅毒、淋病、生殖道沙眼衣原体感染、尖锐湿疣、生殖器疱疹等。

一、艾滋病

艾滋病是由人类免疫缺陷病毒（human immunodeficiency virus，HIV）感染而致。艾滋病是一种危害性极大的传染病，其主要传播途径有血液传播、性传播和母婴传播，当前性传播是主要的传播途径。

（一）临床症状

艾滋病通常可分为四个期，即急性感染期、潜伏期、艾滋病前期、艾滋病感染期。急性感染期也就是“窗口期”，人体感染HIV到血液中能够检测出HIV或HIV抗体的时间。潜伏期指感染HIV开始，到出现艾滋病临床症状和体征的时间。艾滋病前期是指潜伏期后开始出现与艾滋病有关的症状和体征，直至发展成典型的艾滋病的一段时间。

HIV感染后，最开始的几年甚至十余年可无任何临床表现，一旦发病就会出现各种临床表现。一般初期症状如同普通感冒、流感，可有疲劳无力、食欲减退、发热等症状。随着病情的加重，症状日渐增多，如皮肤、黏膜发生白色念珠菌感染，出现单纯疱疹、带状疱疹、紫斑、血疱、瘀血斑等。以后渐渐侵犯内脏器官，出现原因不明的持续性发热，可长达3～4个月。还可出现咳嗽、气短、呼吸困难、持续性腹泻、便血、肝脾肿大以及并发恶性肿瘤等。临床症状复杂多变，并不是每个患者都会出现上述所有症状，如侵犯肺部时常出现呼吸困难、胸痛、咳嗽等，侵犯胃肠可引起持续性腹泻、腹痛、消瘦无力等，还可侵犯神经系统和心血管系统。

一般症状　持续发热、虚弱、盗汗，持续广泛性全身淋巴结肿大。特别是颈部、腋窝和腹股沟淋巴结肿大更明显，淋巴结直径在1厘米以上，质地坚实，可活动，无疼痛。体重下降在3个月之内可达10%以上，最多可降低40%，患者消瘦特别明显。

呼吸道症状　长期咳嗽，胸痛，呼吸困难，严重时痰中带血。

消化道症状　食欲下降，厌食，恶心，呕吐，腹泻，严重时出现便血。通常用于治疗消化道感染的药物对这种腹泻无效。

神经系统症状　头晕，头痛，反应迟钝，智力减退，精神异常，抽搐，偏瘫，痴呆等。

皮肤和黏膜损害　单纯疱疹，带状疱疹，口腔和咽部黏膜炎症及溃烂。

肿瘤　可出现多种恶性肿瘤，位于体表的卡波西肉瘤，可见红色或紫红色的斑疹、丘疹和浸润性肿块。

（二）艾滋病筛查检测流程

医疗系统艾滋病筛查检测流程　简易门诊或任意科室医生开

化验单—检验科抽血、化验—领取化验结果—返回诊室，医生判读化验单。

疾控系统艾滋病筛查检测流程 艾滋病防治科或自愿咨询门诊医生咨询，开化验单—检验科抽血、化验—领取化验结果—返回诊室，医生判读化验单。

发生危险性行为后，可通过正规的机构或者药店购买艾滋病病毒血液检测试剂、口腔黏膜渗出液检测试剂或尿液检测试剂自行检测。也可以在危险性行为 4 周后到正规医疗机构或者疾病预防控制中心（疾控中心）进行 HIV 抗体筛查，如果结果报告“HIV 抗体待复检”，需要到疾控中心确证实验室进行进一步的确证实验检测。对于有些极度“恐艾”的就诊者，也可以去做病毒核酸检测，HIV 进入血液 10 天后就可以检测到，能更早一些确诊，但费用比较高。

（三）诊疗流程

HIV 抗体筛查阳性患者，会进一步转介到疾控中心，确证实验阳性的患者，将被纳入医学随访，进行抗病毒治疗宣传教育，同时根据 $CD4^{+}T$ 淋巴细胞检测结果开具转介单，转介至定点医疗机构。通过 WHO 分期、$CD4^{+}T$ 淋巴细胞水平、是否有机会性感染或控制，评估患者是否适合抗病毒治疗并确定治疗方案，加入艾滋病免费抗病毒治疗，进行定期随访、实验室检测和不良反应处理。一旦开始抗病毒治疗，需要按照规定，定期对 HIV 感染者进行临床和实验室检测，以确保抗病毒治疗的安全和疗效。对许多开始抗病毒治疗后病情保持稳定的 HIV 感染者，随访管理会在基层医疗机构内完成，主管医师和卫生保健人员均经过相关培训，能够及时发现药物不良反应和需要转诊处理的情况。及早发现和处理抗病毒药物的不良反应、及时转诊对于保证抗病毒治疗的安全性和有效性是至关重要的。如治疗失败，首先会查找治疗失败的原因，并对患者进行依从性教育或调整为二线治疗药物，直至患者死亡，治疗随访终止。

（四）治疗药物

目前在全世界范围内仍缺乏治愈 HIV 感染的有效药物，现阶段的治疗目标是，最大限度和持久地降低病毒载量、获得免疫功能重建和维持免疫功能、提高生活质量、降低 HIV 相关疾病的发病率和死亡率。抗病毒治疗是艾滋病治疗的关键。随着高效抗反转录病毒联合疗法的应用，大大提高了抗病毒治疗的疗效，显著改善了艾滋病患者的生活质量和预后。

《国家免费艾滋病抗病毒药物治疗手册（第 4 版）》中介绍，目前已获得美国 FDA 批准的抗病毒药物共六大类，分别为核苷

（酸）类反转录酶抑制剂、非核苷类反转录酶抑制剂、蛋白酶抑制剂、整合酶抑制剂、融合抑制剂、辅助受体拮抗剂。在我国已经获得注册的抗病毒药物种类主要有齐多夫定、拉米夫定、替诺福韦、阿巴卡韦、司坦夫定、恩曲他滨等，目前均由国家免费提供。在患者开始抗病毒药物治疗时，医师会综合考虑各种情况，如是否合并结核病或者肝炎、是否处于妊娠期或者准备妊娠，以及是否接受过抗病毒治疗等因素来选择适宜的治疗方案。

（五）HIV 暴露前后预防

HIV 暴露前预防 是指尚未感染 HIV 的人在发生易感染 HIV 行为之前服用预防药物，以预防 HIV 感染的方法。易感染 HIV 的行为通常包括无保护性行为、与他人共用静脉注射针具、接受不规范的医疗操作等。

临床研究显示，高风险人群使用暴露前预防用药预防，其 HIV 感染风险降幅可达 90% 左右。预防效果好有一个必要前提，即严格按方案服药，不漏服药物。服药依从性越高，预防效果越好。反之，服药不规律，经常漏服，预防效果则会较差。研究发现，服用了预防药物后仍然发生 HIV 阳转的人，主要原因是未能坚持服用药物。

暴露前预防目前最常用的用药方案是每日服药方案，即每天服用一次药物，如果药物是复合制剂，则每日服用 1 片。可以在一天中的任何时间服药，最好每天服用的时间固定。如果发现漏服，应立即补服。如果忘记是否已经服药，再吃一次也没有问题。

对于男男性行为者，如果性行为频次不高（每周不超过 1 次），除了每日服药方案，还可以采用按需服药方案，即所谓 2–1–1 方案，以复合制剂为例，发生易感染 HIV 行为前 2~24 小时服用 2 片，首次服药后 24 小时和 48 小时各服用 1 片。

WHO 等发布的国际相关指南推荐的用于暴露前预防的药物都可使用。目前的研究证实，双药使用的效果要好于单药，故可以优先考虑双药复合制剂，如替诺福韦和恩曲他滨，或替诺福韦和拉米夫定。但单一药物，如替诺福韦单药也能有效预防注射吸毒者和异性多性伴者 HIV 感染。

暴露前预防药物的费用因产地、进货渠道不同，市场价格也不同，价格从几十到几千元不等，具体价格可询问当地艾滋病暴露前后预防咨询门诊或艾滋病定点治疗机构或药店。除了药物费用外，暴露前预防的费用还涉及 HIV 抗体检测、肌酐等生化检查、性病筛查，以及随访检测等检查和化验费用。

暴露前预防用药时仍然要坚持使用安全套。因为暴露前预防服药在人体中建立保护屏障需要时间，在开始预防性服药的前 7

天，需要采取如使用安全套等 HIV 预防措施。另外，尽管暴露前预防用药的效果无须靠使用安全套来保证，但暴露前预防服药不能预防性病、意外怀孕等，因此安全套的使用依然有必要。

暴露前预防药物的不良反应很少见，即使发生也很轻微。研究发现，约 90% 的使用者不会出现任何不良反应。另外 10% 的使用者在开始服用药物时，可能会出现短期轻微的胃肠道症状（腹泻、恶心、食欲降低、腹部绞痛或胃肠气胀）和头晕、头痛。这些症状通常会在服药几周后消失，不需要停止服药。此外，极个别暴露前预防服药者可能会出现肾脏功能受损，要及时就医并暂停服药。

HIV 暴露后预防 是指尚未感染 HIV 的人在与 HIV 感染者或感染状况不明者发生易感染 HIV 的行为后，在 72 小时之内服用特定的抗病毒药预防 HIV 感染的方法。

暴露后预防又称暴露后阻断，有人形象地称为“吃后悔药”，意思是事前未加防范，事后补救。事后临时补救是暴露后预防的特点，而事前充分计划是暴露前预防的特点。

研究显示，暴露后阻断的成功率在 80% 以上。成功率和首次服药的及时性及服药依从性有关，暴露后越早服药阻断成功率越高，暴露后 2 小时内服药最佳，最长不应超过 72 小时。服药开始后，每天规律服药比经常漏服阻断效果好。

哪些人需要暴露后阻断？未感染 HIV，在过去 72 小时之内与 HIV 感染者或感染状况不明的人发生未采取保护措施的阴道或肛门性交行为，安全套破损或脱落，或与上述人员共用针具吸毒，以及被上述人员性侵犯等，均可考虑采用暴露后阻断措施预防 HIV 感染。

暴露后阻断药怎么用？与 HIV 感染者或感染状况不明者发生易感染 HIV 的行为后，在 72 小时之内服用阻断药，服药越早阻断效果越好，连续服用 28 天。

WHO 等国际相关指南推荐的可用于暴露后阻断的药物均可使用，用药方案为 3 种药物联合使用，目前常用的处方包括：替诺福韦或艾拉酚胺（二选一）+ 恩曲他滨或拉米夫定（二选一）+ 多替拉韦或拉替拉韦钾片（二选一），连续服药 28 天。具体选择可以根据使用者个人具体情况（如接受美沙酮治疗、抗结核治疗、妊娠等），根据医生建议，选择不良反应少的、适宜的用药方案。

暴露后阻断的费用主要是药费，药品价格因使用的阻断药种类不同而不同，价格范围从几百到几千元不等。除了药费以外，还涉及 HIV 抗体检测、肝肾生化检查，以及后续随访检测等检查和化验的费用。

二、梅毒

梅毒是由梅毒螺旋体引起的慢性、系统性疾病，通过性接触和血液传播，也可以通过胎盘或分娩时传染胎儿或新生儿，导致流产、死产或新生儿先天梅毒等。近年来梅毒在我国增长迅速，已成为报告病例人数最多的性传播疾病；报告的梅毒病例中，潜伏梅毒占多数，一、二期梅毒也较为常见，先天梅毒报告病例人数也在增加。2019 年报告的传染病病例中，梅毒居乙类传染病的第三位。梅毒是一种危害大、传染性强的性传播疾病。

临床上梅毒分为隐性梅毒、一期梅毒、二期梅毒、三期梅毒。隐性梅毒，指感染后长期没有明显症状；一期梅毒表现为感染后 2~4 周内，在性接触的部位出现直径 1~2 厘米、圆形、红色、边缘隆起、基底较硬、无痛的溃疡，即硬下疳；二期梅毒表现为全身对称性红色皮疹，不痛不痒，多见于躯干、四肢、手掌或足底；三期梅毒会出现皮肤黏膜损害，典型病变为结节性梅毒疹和树胶肿，也可发生大脑、心血管、骨骼、眼睛等多个器官的损害，严重者可导致残疾甚至死亡。

实验室检测有，非梅毒螺旋体抗原血清试验，如血浆反应素环状卡片试验、甲苯胺红不加热血清试验、性病研究实验室试验等；梅毒螺旋体抗原血清试验，如梅毒螺旋体颗粒凝集试验、梅毒螺旋体血细胞凝集试验、荧光梅毒螺旋体抗体吸收试验、梅毒螺旋体酶联免疫吸附试验等。如果怀疑神经梅毒，应增加脑脊液相关检查。

苄星青霉素和普鲁卡因青霉素是梅毒治疗的首选药物，对青霉素过敏者可选用四环素、红霉素等药物，孕妇及儿童要避免使用四环素类药物。

为加强梅毒预防与控制工作，2010 年卫生部发布了《中国预防与控制梅毒规划（2010–2020 年）》。在艾滋病自愿咨询检测门诊、社区药物维持治疗门诊均开展有梅毒免费咨询和检测，并对梅毒检测阳性者提供转诊服务。孕妇应在妊娠早期 3 个月内接受梅毒筛查，及时发现感染者。患梅毒的孕妇应及时接受规范的治疗和围产期指导，以预防新生儿先天梅毒。感染梅毒的产妇应在医生指导下选择适宜的喂养婴儿的方式。

三、淋病

淋病是由淋病奈瑟菌引起的，以泌尿生殖系统化脓性感染为主要表现的一种性病。淋病以性接触为主要传播途径，患有淋病的孕妇分娩时，其产道分泌物可感染新生儿，引起淋菌性结膜炎。我国自 1975 年以后，淋病又死灰复燃，患者逐年呈直线增多，近几年随着梅毒病例的大幅上升，淋病病例呈逐年下降的趋势。

淋病的主要表现为男性的尿道炎和女性的宫颈炎、尿道炎。主要症状有尿频、尿急、尿痛、尿道口流脓或宫颈口、阴道口有脓性分泌物等。女性往往呈无症状感染。

实验室检测有，核酸检测、淋病奈瑟菌培养、显微镜检测（用于男性无合并症的淋病检测）。

头孢曲松和大观霉素是淋病治疗的首选药物。不规范的治疗不仅不能治愈淋病，而且容易产生耐药性。

四、生殖道沙眼衣原体感染

由沙眼衣原体引起的以泌尿生殖道部位炎症为主要表现的性传播疾病。成人感染途径通常是经过性传播。手—眼接触可导致包涵体结膜炎。孕妇感染还可以发生围产期传播，感染新生儿。生殖道沙眼衣原体感染发病率呈持续上升趋势，且女性约为男性的 3 倍，严重威胁生殖健康。

男性尿道炎表现为尿频、尿急、尿痛、尿道口稀薄黏液性分泌物。女性表现为宫颈充血，宫颈口有黏液脓性白带，还可有尿急、尿频、尿痛等尿道感染症状；导致子宫内膜炎时，表现为持续性发热、月经过多、阴道不规则出血、下腹痛等。

实验室检查有，核酸检测，如 PCR、RNA 实时荧光核酸恒温扩增法、转录介导核酸恒温扩增法等；抗原检测，如酶联免疫吸附试验、直接免疫荧光法或快速免疫层析试验等；培养法及抗体检测（沙眼衣原体 IgM 抗体）。

治疗药物主要有四环素类、红霉素类等抗生素。孕妇可用阿奇霉素或红霉素治疗。治疗目的是治愈感染，防止产生合并症，阻断进一步传播。治疗原则是早期发现，早期治疗，用药足量、足疗程。性伴侣需同时治疗。

五、尖锐湿疣

尖锐湿疣，又称生殖器疣，是由人乳头瘤病毒（HPV）感染人体皮肤、黏膜而引起的一种性病。以性接触传播为主，皮肤接触尖锐湿疣患者的病变部位及其污染的衣物和用品等亦有可能造成传播。新生儿可通过患有尖锐湿疣孕妇的产道而感染 HPV。

发病后，生殖器及肛门部位出现乳头状、菜花样的增生物，是少数呈乳头瘤样增殖的巨大型尖锐湿疣。患者常无自觉症状，有时有痒感、异物感、压迫感或疼痛，常因皮损脆性增加而出血，女性可有白带增多。

实验室检测有，病理学检查，核酸扩增试验如荧光实时 PCR、核酸探针杂交试验等。

一般利用外用药物或激光、冷冻等方法治疗，治疗后需定期复查以发现和处理复发现象。注意是否同时有淋病奈瑟菌、衣原体、支原体、滴虫、真菌等病原体感染，如有应同时治疗。患者配偶与性伴侣若有尖锐湿疣或其他性病，应同时治疗。

六、生殖器疱疹

生殖器疱疹，又称阴部疱疹，是由单纯疱疹病毒感染泌尿生殖器及肛门部位皮肤黏膜引起的一种疾病。生殖器疱疹主要由单纯疱疹病毒Ⅱ型感染而致，几乎都是直接性接触传播。

主要症状是生殖器部位出现水疱、溃疡，并伴有疼痛感，严重的会出现全身发热、肌痛、头痛等症状。患生殖器疱疹的孕妇在分娩时出现外生殖器部位水疱或皮疹，可传染给新生儿，严重者甚至导致新生儿死亡。

实验室检测有，培养法、抗原检测、核酸 PCR 检测、抗体检测等。

阿昔洛韦、伐昔洛韦、泛昔洛韦等药物可改善甚至消除临床症状，但可出现反复发作。

第二节 其他常见生殖系统疾病

一、男性常见生殖系统疾病

相关研究显示，我国男性对自身生殖系统疾病缺乏认识，自我保健知识欠缺，男性患者看医生的频度要比女性低28%。男性常见生殖系统疾病包括勃起障碍、早泄、遗精、包皮包茎、肾虚、前列腺疾病等。其中前列腺增生是最常见的男性疾病，其发病率随年龄增加而增加，据统计，60岁以上男性中约50%会表现前列腺增生症状，80岁以上男性中约80%会表现前列腺增生症状。

（一）勃起功能障碍

勃起功能障碍，又称阳痿，指阴茎持续不能获得或维持充分的勃起，从而不能进行满意的性生活，是唯一与年龄有关的性功能障碍。除早泄以外，勃起功能障碍可以说是一种最为常见的男性性功能障碍疾病，随着年龄增长，这种病症越发多见。在40岁年龄段，重度勃起功能障碍患病率为5%左右；65岁及65岁以上年龄段，增至15%~25%。一男性老化研究报告指出，40~70岁的男士中有半数以上（52%）的人有勃起或维持勃起的烦恼。

一次也不能将阴茎纳入阴道者，称原发性阳痿。曾经有过成功的性生活，其后发生阳痿者称继发性阳痿。有的人只在特定的境遇中发生阳痿，换成别的场合或对象又能够成功进行性生活，称境遇性阳痿。因阳痿而求医的患者中，绝大多数是心因性阳痿，占 85%~90%。

原发性阳痿病因有两大类：精神心理性病因和器质性病因。精神心理性阳痿主要是因工作不顺心、屡受打击、精神不振、过于劳累、饮酒吸烟过度、家庭不和、久病身虚、服用镇静安眠与抑制生理功能的药物、在青少年时长期自慰等。器质性阳痿的原因有先天性外生殖器畸形、生殖器系统炎症、膀胱全切术、长期服用降血压药与治疗癫痫、精神病药物等。以上因素均可造成神经性阳痿、医源性阳痿以及药源性阳痿。

治疗器质性阳痿时，应找出原因，治疗原发病。药物引起的阳痿，停止用药性功能可望恢复。但应注意器质性因素致成的阳痿，常常也有精神心理方面的因素同时存在。精神心理因素导致的阳痿，尽量从病史中查找原因，更应向其配偶询问病因，治疗时常常需要夫妻双方皆在场的情况下介绍性知识及解释说明，消除心理上的负担，坚定信心，才可治愈。

（二）前列腺增生

前列腺增生的病因至今仍不完全清楚。目前，主要有雄激素及其受体的作用、细胞增殖与凋亡失衡、生长因子神经递质的作用、前列腺间质腺上皮相互作用、炎症因素这五大学说。前列腺增生多在 50 岁以后出现症状，60 岁左右症状更加明显，其严重程度取决于增生所引起的尿路梗阻程度、病变进展速度以及是否有并发症等。典型症状如下。

储尿期症状 主要有尿频、尿急、夜尿增多以及急迫性尿失禁等。尿频是最早出现的症状，夜间更为明显，表现为夜间排尿次数增加，但每次尿量不多。随着病情发展、梗阻加重，膀胱逼尿肌功能减退，膀胱残余尿增多，膀胱的有效容量减少，排尿间隔时间更短。若伴有膀胱结石或合并感染，则尿频更加明显，且伴有尿痛、尿急。

排尿期症状 主要有排尿等待、尿线分叉、排尿困难以及排尿滴沥等。进行性排尿困难是前列腺增生最重要的症状。随着梗阻程度的加重，排尿困难由轻到重，甚至会出现尿潴留。由于尿道阻力增加，患者排尿时间延长、射程缩短、尿线细而无力。当阻力继续增加，患者会增加腹压以帮助排尿，常有尿不尽感。

其他症状 血尿、尿路感染、膀胱结石、肾积水、痔疮或疝气加重等。

前列腺增生有可能影响性功能，因为精液的主要成分前列腺液是由前列腺分泌的，前列腺增生会影响其正常分泌功能。如患有前列腺增生疾病一定要积极配合治疗，如果药物治疗效果不理想可选择手术切除前列腺，但对性功能有很大影响，可能会出现无精症。

（三）睾丸手术

由于畸形、肿瘤、结核或外伤，常常不得不切除睾丸。睾丸的切除对性功能有很大的影响。青春期前切除睾丸可导致永久性的阳痿。这是由于机体缺乏雄激素而没有发育到性成熟阶段所致，男性的第二性征也不会得到发展。成年人切除睾丸，一般不会引起阳痿，因为，阴茎勃起并不受睾丸支配，受神经系统控制，只要神经系统不受破坏，勃起就没有问题。

二、女性常见生殖系统疾病

（一）细菌性阴道炎

细菌性阴道炎是一种由阴道加德纳菌和厌氧菌混合感染的疾病，导致阴道内微生态平衡失调。本病也可通过性接触传染，在性关系混乱的人群中发病率较高。

细菌性阴道炎好发于免疫力低下的女性、性关系混乱人群、经常采用药液灌洗阴道者，育龄期妇女多发。起病缓慢，自觉症状不明显，主要表现为白带增多。细菌性阴道炎实际是正常寄生在阴道内的细菌生态平衡（菌群）失调。生理情况下，阴道内有各种厌氧及需氧菌，其中以产生过氧化氢的乳杆菌占优势。患细菌性阴道病时，阴道内乳杆菌减少而其他细菌大量繁殖，主要有加德纳菌、动弯杆菌及其他厌氧菌，部分患者合并支原体感染，厌氧菌的浓度可以是正常妇女的 100~1 000 倍。厌氧菌繁殖的同时可产生胺类物质，碱化阴道，使阴道分泌物增多并有臭味。

10% ~ 50% 的细菌性阴道炎患者无症状，有症状者自诉有鱼腥臭味的灰白色白带，阴道有灼热感、瘙痒等症状。部分细菌性阴道炎患者合并滴虫或念珠菌感染，可出现外阴瘙痒、阴道烧灼感或性交疼痛等，其分泌物呈灰白色，均匀一致，常黏附于阴道壁，但容易拭去。

实验室检测主要有阴道分泌物镜检、胺试验、阴道分泌物 pH 检测等。

对于细菌性阴道炎患者的治疗，主要是消除诱因，保持外阴清洁干燥，勤换内裤。内裤用温水洗涤，不可与其他衣物混洗，避免交叉感染。患者要增强自身抵抗力，选择局部甲硝唑阴道栓治疗，或全身应用抗菌药物甲硝唑片、甲砜霉素（喜霉素）、替硝唑或者奥硝唑。

（二）宫颈癌

在我国女性恶性肿瘤死亡排名中占第二位，患病率位居女性生殖道恶性肿瘤的首位。我国每年约有13万女性被诊断为宫颈癌，其中约5.3万例死亡。

宫颈癌是原发于子宫颈部位的恶性肿瘤，是最常见的妇科恶性肿瘤，好发于免疫功能低下、过早性行为和多个性伴侣、吸烟及多孕多产女性，高发年龄为50~55岁。高危型人乳头瘤病毒HPV持续感染，与宫颈癌的发生密切相关，可以通过定期筛查和注射疫苗预防宫颈癌。目前各项临床数据与相关研究发现，16、18型HPV与宫颈癌的发生密切相关。大多数情况下，HPV可以被人体免疫系统清除，只有少数女性因持续感染高危型HPV，导致子宫颈癌前病变并发展为宫颈癌。

典型症状是阴道接触性出血、异常排液。宫颈癌早期可以没有任何症状，随着疾病进展，患者可出现接触性出血、阴道异常排液等症状。宫颈癌晚期，若出现其他脏器组织的浸润转移，可出现尿频、尿急、消瘦、乏力、贫血等症状。由于阴道流血，治疗不及时的患者可能会出现贫血，表现为头晕、乏力、虚弱、心慌气短、皮肤苍白等症状。如果伴有感染，还可能出现发热、四肢酸痛等症状。由于盆腔肿瘤压迫和肿瘤本身的原因，患者容易发生下肢深静脉血栓，导致下肢水肿、疼痛、皮炎等，或发生肺栓塞而危及生命。

疾病检测应采用子宫颈细胞学检查和高危型HPV-DNA检测、阴道镜检查、子宫颈活组织检查的“三阶梯”程序，镜下组织学诊断为确诊宫颈癌和癌前病变的金标准。结合鳞状细胞癌抗原检测、血清肿瘤标志物检查、影像学检查。

宫颈癌属于恶性肿瘤，建议早发现、早诊断、早治疗。根据肿瘤的病理类型、大小、期别等，结合患者的身体状况、年龄、生育需求，选择合适的手术治疗、药物治疗和放射治疗。

宫颈锥形切除术不仅可以用于治疗宫颈疾病，诊断时也可用到此术式，锥形切除宫颈和宫颈管组织后送检。常见的是宫颈环形电切术（LEEP刀）、冷刀宫颈锥形切除术。激光手术是用激光束作为手术刀，在无出血的情况下切开组织或切除表面病灶。子宫切除术，切除子宫同时切除或不切除其他器官或组织（卵巢、输卵管等），主要有以下几种术式：切除部分如果经阴道取出，为经阴道子宫切除术；如果经腹部大切口取出，为经腹子宫切除术；如果使用腹腔镜通过腹部小切口取出子宫和宫颈，即为腹腔镜子宫切除术。盆腔廓清术会切除结肠下段、直肠和膀胱，也可能会切除宫颈、阴道、卵巢和周围淋巴结。术后需要进行整形手术创建人工阴道。

靶向药物治疗，主要是利用单克隆抗体药物在已经明确的作用位点进行有针对性的治疗。化学药物治疗（化疗），主要用于晚期或复发转移患者和同期放化疗，临床常用顺铂、卡铂、氟尿嘧啶和紫杉醇等抗癌药物。化疗多采用静脉化疗，也可用动脉局部灌注化疗，以铂类为基础的联合化疗方案目前最为常见，如顺铂与紫杉醇、顺铂与氟尿嘧啶，或者博来霉素、长春新碱与顺铂，以及博来霉素与顺铂等。放射治疗适用于部分Ⅰ B2 期和Ⅱ A2 期和Ⅱ B~ Ⅳ A 期患者、全身情况不适宜手术的早期患者、子宫颈大块病灶的术前放疗患者和手术治疗后病理检查发现有高危因素，需要辅助治疗的患者。早期病例以局部腔内照射为主，体外照射为辅。晚期病例以体外照射为主，腔内照射为辅。

（三）老年性外阴炎

老年性外阴炎，又名萎缩性阴道炎，属于非特异性阴道炎中的一种，主要是由炎症引发，属于一种常见的老年妇科疾病。老年性阴道炎的发病人群多数以绝经期后的妇女、双侧卵巢切除后或哺乳期妇女为主，其症状主要表现为阴道瘙痒、尿频、尿痛等。

造成外阴皮肤萎缩的原因主要是：①原发性外阴萎缩。绝经后的老年妇女，卵巢功能衰退，雌激素水平降低，其靶器官也随之萎缩。②外阴白色病变，亦称为慢性外阴营养不良。分为增生型、硬化苔藓型及混合型。其中硬化苔藓型病变时间较长，炎性病变使真皮弹性组织消失而纤维化，则阴蒂、小阴唇萎缩。③扁平苔藓。由白带、搔抓等慢性刺激引起，常并发严重的萎缩性变化。④外阴白斑病。外阴黏膜的增殖性变，有10%~20%发生恶性变，可能因创伤、炎症、过敏、感染等长期刺激而形成，最后亦可致外阴萎缩。

实验室检测主要有激素水平检测、阴道分泌物检查、组织病理学检查、阴道镜检查等。

老年性外阴炎的诊断，主要根据发病年龄、病史、结合局部检查进行，可见外阴潮红，湿润，阴道壁充血，有散在的出血点，以后穹隆及子宫颈最明显，阴道黏膜剥脱后可形成溃疡，一般不难诊断。当形成慢性炎症后，可发生两种结果：一是阴道黏膜下结缔组织纤维化，阴道失去弹性，最后形成阴道狭窄和瘢痕；另一种情况为阴道壁粘连形成阴道闭锁，甚至在闭锁以上形成阴道积脓，此种情况虽属少见，但病情严重。

增强阴道黏膜的抵抗力和抑制细菌生长繁殖，是老年性外阴炎的常用治疗方法。要经常保持外阴皮肤清洁干燥，清洗外阴。

仅仅用清水冲洗或用碱性沐浴露都会破坏阴部的酸碱平衡，使正常的乳杆菌生长受抑。一般老年人认为没有性生活了就对阴部护理不注意，用肥皂或其他碱性沐浴露擦洗，用手或器械搔抓，这样容易患老年性外阴炎。因此老年人也要坚持用 pH 4 弱酸性女性护理液清洗外阴。衣着要宽松，避免穿不透气的人造纤维内裤，以免湿热郁积而加重病变。

第三节 生殖保健和性卫生

性传播疾病是可以预防的，避免多性伴和杜绝不安全性行为是主要的预防措施。大多数性病可以彻底治愈的关键是主动就诊、及时发现、尽早治疗，到正规医疗机构接受规范诊疗，可以获得最佳的治疗效果。人体对性病没有终生免疫能力，即使性病已治愈也可能再次感染，因此，性病治愈后仍需要预防。

一般性病和艾滋病存在着密切的关系。患者因生殖器局部皮肤黏膜的破损和炎症更容易感染艾滋病病毒，及时治愈其他性病可减少艾滋病病毒的感染和传播。预防艾滋病病毒在其他性病患者中传播的关键是及时发现和治疗其他性病，最大限度地缩短病程，尽快地治愈性病，修复生殖器局部皮肤黏膜的屏障功能，消除局部的炎症，减少感染艾滋病病毒的危险。

一、主要措施

遵守性道德，保持单一性伴侣，避免婚前和婚外性行为是预防控制性病的治本之策。打击商业性性行为等违法行为，避免多性伴、杜绝不安全性行为是从源头预防控制性病的重要措施。

正确使用安全套，可以降低感染和传播性病的风险。性病患者在患病和治疗期间应避免性行为，如发生性行为，必须正确使用安全套。

出现尿道分泌物、白带异常、皮疹、生殖器破溃、水疱等性病可疑症状，应及时到正规医疗机构进行检查。

由于很多性病存在潜伏期和无症状感染，尤其女性患者无症状者较多，如有危险性行为，要及时主动就诊。多性伴者、男男性行为者及其他有易感染性病者，应定期进行医学检查。

感染性病后可能没有明显的临床症状，主动就诊、及时发现非常重要。只要及早发现，并及时进行规范治疗，绝大多数性病能够得到控制和临床治愈，有效减少后遗症和并发症的发生。

性病患者应尽早告知性伴侣到正规医疗机构接受检查，避免造成互相感染。

性病患者应遵医嘱治疗，不要随意停药、改变药物种类或增减药物剂量，避免产生耐药，延误病情。治疗后应按要求复查和接受随访，观察治疗效果，减少并发症、后遗症的发生，及早恢复健康。

阴道灌洗、体外射精、滥用抗生素、局部涂抹药物等做法不能有效预防性病。

另外，故意传播性病是违法行为，要承担相应的法律责任。

二、避孕方式和安全套的使用

谈老年人的性生活，通常不必要谈避孕。因为一般情况下 60 岁以上的老年夫妇是不会怀孕的。即便男方还有生育力，但女方绝经已有多年，不再排卵，是不会怀孕的。但是，在老夫少妻婚姻日益增多的今天，女方尚能生育，就不得不注意避孕。

从避孕的原理和方法来说，“老少配”（老夫少妻）和年龄相仿的生育年龄夫妻相同。男性避孕方法常用的有安全套、输精管结扎或堵塞、体外排精等。女性避孕方法较多，常用的有避孕药物、节育环、输卵管结扎或堵塞、阴道隔膜、阴道避孕药环，其他还有安全期和哺乳期避孕等。

安全套是目前使用较多的一种避孕工具，也是预防艾滋病和其他性传播疾病的重要措施。

（一）安全套的外观与原理

安全套是一种非常薄的橡胶鞘状物，顶端有小囊，开口部有橡胶圈，有大、中、小三号，作用原理是通过阻止精子与卵子相遇，而达到避孕的目的。

（二）安全套的使用方法

在阴茎勃起接触对方身体前戴上安全套。因为阴茎勃起前期所产生的分泌物可能会含有精液和导致性病的病菌，能引起怀孕和性病的传播。

取出时要从安全套内包装边缘撕开以避免扯裂安全套。

安全套内残留的空气会导致安全套破裂，为避免破裂的可能性，用拇指及食指轻轻挤出安全套前端小袋内的空气，然后将安全套戴在勃起的阴茎上。确定安全套末端卷曲部分露在外侧。在挤压住安全套前端的同时，另一只手将安全套轻轻伸展包覆整个阴茎。确定安全套在性生活过程中紧套于阴茎上，如果安全套部分滑脱立即将其套回原位；若是安全套滑落掉出，立即将阴茎抽出，并在继续性生活前戴上新的安全套。

射精后，在阴茎仍勃起时应立即用手按住安全套底部，在阴茎完全抽离后再将安全套脱下。避免阴茎与安全套接触到对方的身体。每只安全套只能使用一次。用过的安全套用纸巾包好并放入垃圾箱内。

（三）安全套的使用注意事项

使用前应查看生产日期和有效期。过期的安全套已经变质，容易破裂，不宜使用。

安全套必须保存在阴凉、干燥和不接触酸、碱、油的环境中，切勿把安全套长期放在钱包内或接近热源的地方。如接触上述条件后变得发黏、发脆，即使在保质期内也不应再使用。

安全套有不同的规格，应根据阴茎勃起时的大小选择适当型号，否则过紧易破裂，过松易滑脱，都会影响使用效果。

每次性行为必须使用一个新的安全套，必须在性交开始前戴上，保证安全套套住整个阴茎。

从安全套内包装边缘小心撕开以免扯裂，避免用剪刀一类的利器。

安全套不宜事先展开，而应在勃起的阴茎头上顺势展开。以前的吹气检查，如今已不再适用，因为只要是时合格的产品一般并无破损问题，且包装时已卷好，使用方便，如果用前打开反而使戴套较为困难。

套上龟头前应捏紧安全套顶端供贮存精液用的小气囊，以防止气囊中的空气遇热膨胀促使射精时精液向阴茎根部溢出，同时降低安全套破裂的可能性。

安全套只能使用水基润滑剂。凡士林、液状石蜡、搽脸油、食油等均可在短时间内增加其脆性，加速其破裂。目前一些品牌如杜蕾斯等安全套，都有优质的水性润滑剂供选用。

在使用中如发现安全套裂孔或滑脱，只更换安全套仍是不安全的，应该立即停止性活动，使用消毒剂清洗生殖器。

射精后应在阴茎疲软前用手指按住安全套底部连同阴茎一起抽出。

取下安全套时不可让精液流出，也不要让套外面的阴道分泌物接触身体。用过的套应装入塑料袋扔进垃圾筒。

取下安全套后，立刻在流动水下用肥皂洗手。

老年男性阴茎勃起所需的时间延长、勃起的坚度减弱、勃起后持续的时间缩短等，均可能导致安全套使用不顺利的情况，可通过触摸、接吻、爱抚、搂抱等方式增加性欲。不主张老年人为此服用壮阳药物，这对身体健康不利，也可加速衰老，甚至造成生命危险，可在医生的指导下通过辨证诊断而有针对性地用药。老年男性在性生活上要注意节制，不做与身体、年龄不相适应的事情。

三、使用安全套的必要性

性病的流行与社会风气密切相关，商业性及随意性性接触、吸毒等现象是性病传播的高危因素，也是造成社会不安定的潜在因素。性病的蔓延不仅损害人们的身心健康，还会增加国家的经济支出，有碍社会的发展。

因此发生性行为时正确使用安全套尤为重要，可在一定程度上降低感染性病的风险，使性传播疾病的感染率大幅降低，特别是对艾滋病的预防效果显著。坚持正确使用安全套虽然是预防性病的最有效方式，但却不是绝对的，有些性病可经女性外生殖器与暴露在避孕套外的皮肤表面摩擦接触传播，因此最安全的措施是洁身自好，对自己负责，对配偶忠贞，保持一对一的性关系。

四、老年人在进行性生活时的注意事项

（一）做好清洁工作

老年人抵抗力和免疫力弱，如果在性生活期间不注意卫生，病原菌会侵入人体，从而诱发疾病。因此，每次性生活前后都需要使用温水冲洗私处，避免出现感染。

（二）动作轻柔

在性生活的过程中，老年人要注意尽力而为，不可操之过急。并且，还应注意保持动作轻柔，做好准备工作，以免在整个过程

中伤害到对方。

（三）适当使用润滑液

老年女性不可避免地会出现阴道干燥的问题，这是体内雌激素水平下降引起的正常生理现象。对此，可以适当地使用润滑液来使性生活能够顺利进行，并减轻女性阴道干燥引起的性交痛苦。由于老年人的性反应并不会十分明显，女性的阴道干燥，男性的勃起速度缓慢，所以不要刻意追求性生活的强度和频率。

（四）注意安全

如果一方患有传染病或者正处于疾病急性期、在身体疲劳的状态下，不可以强迫其发生性行为，以免不适症状加重。部分老年人仍然有强烈的性需求，因为受到条件限制而寻求不正规的途径，再加上缺乏自我保护意识，所以易患上性病。单身老年人若有意愿寻找另一半，子女应给予一定的理解和支持，使老人在精神上得到满足和慰藉，同时也能获得生活上的陪伴。此外，老年人需了解性病相关常识，知道性病传播方法、危害以及预防方法。

（五）慢性病患者注意事项

部分患慢性病的老年人仍然能享受性生活，不过要选择合适的方式，性生活前需控制好基础性疾病，不能太激动和疲劳。在性生活的过程中，可能会出现精神高度兴奋、心率呼吸加快、血压升高的情况，因此，患有冠心病、高血压的人们要谨慎对待。若男性存在勃起功能障碍问题，可在医生指导下合理使用药物改善，万万不可自行用药，以免带来安全隐患。

第四节 典型案例

感染性传播疾病的高风险人群主要为异性多性伴者、男男性行为者和吸毒人群等。在多年的疾病防治工作中，我们遇到了许多性传播疾病病例，在此选择几例与老年人有关的典型案例与大家分享，旨在提高大家对性传播疾病的重视，并引以为戒，积极倡导和践行健康的性生活。为了保护患者的隐私，案例中的名字及个人信息均为虚构，请不要对号入座。

【案例 1】不甘寂寞寻刺激，老来染“艾”传妻子

明老汉退休前在一家企业上班，单位效益一般，实行按劳定酬，为了维持家庭的开支，他整天忙于工作，生活过得简单而充实，夫妻两人也非常和睦。他退休后的第二年单位响应国家号召关停搬迁，明老汉因老宅在单位家属区便获得了一笔可观的补偿金。因为子女都在外地发展，退休后的明老汉无所事事，富裕后

的他除了偶尔打打牌，就喜欢东逛西逛。一天，一个穿着暴露打扮艳丽的站街女主动和明老汉搭讪，也许是年轻时过得太平淡，也许是老了不甘寂寞，明老汉便去寻求刺激。之后，他便隔三岔五寻找站街女，两年时间先后与20多位女性发生了商业性性行为，由于对性病尤其是艾滋病防治知识了解很少，同时又因为自己生理机能有所减退，便极少使用安全套。

2018年2月，明老汉因身体不适前往医院就诊，医生对其进行了相关检测，结果显示HIV抗体阳性，后经疾控中心确诊感染了HIV。经过工作人员动员，1个月后他妻子也去医院检测，检测出感染HIV。"我总是认为感染性病艾滋病是年轻人的事，可谁想到自己竟染上了，还传染给了老伴，本来可以安度晚年，现在怎么有脸面对家人，都是自己冲动造成的！哎……"面对妻子的责怪，又担心感染艾滋病病毒的事被亲戚朋友知道，又怕传染给家里其他人，明老汉后悔莫及，老实本分的妻子更是泣不成声。经过工作人员的耐心讲解和心理疏导，夫妻二人对艾滋病有了客观的认识，并积极配合接受艾滋病抗病毒治疗。

这是一起典型的老年男性经异性商业性性行为感染HIV并造成家庭内传播（感染老伴）的案例。本案例提示随着经济和生活条件的改善，有些老年人退休后有钱有闲，关注性需求，艾滋病宣传教育应从引导老年人丰富业余爱好着手，并加强艾滋病的危害性和防治知识的宣传。同时提示，发生艾滋病相关危险性行为后，主动前往医疗卫生机构进行检测，及时告知配偶并动员其进行检测，及时转介治疗是干预控制艾滋病流行与传播的重要举措。

【案例 2】一次赶集，改变老汉的余生

68 岁的老王是一位地地道道的农民，从未出过远门，最远也不过到县城。

一年前初秋的一天，老王赶着牛车拉着老伴和小孙子去乡里集市上打面，碰巧街上停电，他和老伴、孙子就在那里等着来电。离磨坊不远处有一间小屋，也没有招牌，门口站着一位三四十岁、看起来很不起眼的女人，一直向老王招手。老王以为是熟人给他打招呼，但仔细看了看那女的他又不认识，想着乡里乡亲的，过去看看吧！当时老伴正在哄孙子，也没在意，老王就走了过去。谁知刚到门口那女的转身就进屋了，并示意老王跟进去。老王伸头看了看，屋里并没有什么，外边有几个小凳子，中间有一道布帘子，然后鬼使神差地就随她进去了。那女的对老王说：“大哥，咱们玩玩吧？”老王心里怦怦直跳，曾经在电视上看到过的场景，没想到自己也碰上了，想走又想留，想玩又怕兜里钱不够。那女的好像看出了他的心思，说：“潇洒一回吧，又不贵，30 元。”老王深知自己兜里装的钱不多，除去打面钱、买饭的钱，顶多也就剩个20元左右。这时老王心想，一辈子也没尝过新鲜，心里早就痒痒的，这次碰上了，玩玩就玩玩。然后他就跟那女的搞价，磕磕巴巴地说15元，没想到那女的爽快地答应了，嘴里说着：“你是第一次玩吧？这次如果满意的话，下次还要来呀！”

自那次尝到甜头之后，他就开始鬼迷心窍了，想法设法找机会偷偷去那间小屋。问他多久去一次，他说：“家里的面吃完就去呗，家里人口多，差不多一个月左右去一次吧。”又问他老伴没发现吗？他说：“她一个农村妇女知道什么呀？自第一次后，再去打面就找借口就不让她跟我一起去了，有时还打着赶集的幌子偷去，大概去了十几次吧！后来就下定决心不再去那间小屋了。”

这个秋天，老王因胃里不舒服，去县医院做胃镜，被查出可能感染了HIV，后经县疾控中心复查、市疾控中心确认，最终确诊为HIV抗体阳性。当疾控中心的工作人员告知他这个结果时，他彻底蒙了，当时死的心都有，感觉得这个病太丢人了，对不起家里人，儿孙满堂，万一他们知道了，怪没来头的；况且老百姓挣个钱也不容易，每次去都得给她十块八块的，再者老伴对他又那么好……工作人员看到他绝望的眼神，先给他倒了一杯水，然后开始做他的思想工作。通过工作人员的耐心疏导，他才慢慢地平静下来。最后工作人员让他跟老伴说也来做个检测，他又犯难了，不知道该咋给老伴说，还是疾控中心的工作人员帮他出了主意。经县疾控中心艾滋病初筛实验室筛查，他老伴 HIV 抗体阴性，真是万幸！

目前，老王正在接受正规的艾滋病抗病毒治疗，身体状况还不错。

【案例 3】老年人茶馆，“温馨”的魔窟

喝茶是中国人的传统，茶馆多种多样。县城内，小茶馆有的比较简陋，也就几间房，甚至是一间房，或者在露天的树荫下摆起几张桌子、凳子，就是一个茶馆。我们县城里这种茶馆有好几处，一群群老年人，夹杂着少数中年人，聊天、品茶、打牌、搓麻将，看似轻松、清淡、温馨的氛围弥漫在街区小巷的老年人茶馆中。

小东关是城内比较古老的一条街道，不宽，两边房屋老旧，但很深，是老年人茶馆比较集中的地方。在散落喝茶的老年人中，时不时穿梭着几个衣着相对时髦的中年女性，大部分操着外地口音，同一些茶客亲昵地说着什么，然后一同离开。

六十多岁的老吴，就是老年茶客中的一员，而那些中年妇女就是为这些老年茶客提供性服务的，大部分是外地人。

老吴因多种原因一直未婚，年纪大了寄居在妹子家里，平时帮个小工，挣个小钱，也够日常开销，闲时就到茶馆喝茶消磨时光。那些外地中年妇女，在此租赁房子，平时就在那些茶馆中游荡。对于有性需求的老年人来说，那些茶馆可以说是“温馨”的港湾，花上 20 元钱，还不用戴安全套，就可以在温柔乡里享受一番。

老吴在那些妇女的热情劝说诱导下，也开始成为享受那“温馨”生活的一员。每月总要去一两次，这样一来就是三年的光景。在当地卫生部门的宣传中，老吴多少知道一点艾滋病防治知识，理解为得上这种病十多年才发病，到发病时自己也该寿终正寝了。另外他发现，这个岁数在这里玩的人基本上都没有戴安全套的习惯，大约是戴上不尽兴吧。

也许是运气好的缘故吧，他感觉一直没事儿。但从上年春天开始，他老觉得身体没劲，总是感冒，刚开始在诊所吃点药对付对付也就过去了，谁知道感冒发作越来越频繁，越来越重。最后一次重感冒时，喘气困难，连路都走不了几步，最后无奈住院，被确诊感染了 HIV，很快走到了生命的尽头。本来老吴晚年也能好好生活，却因为走进这“温馨”的魔窟，而过早地结束了生命。

由于生活条件改善，医疗水平提高，加上老年人群还存在着性需求，在其得不到性满足的情况下，很容易产生购买性服务的行为。同时老年人防病意识淡漠，自我保护意识差，感染上性病艾滋病的概率较高。

【案例 4】退休老人染上艾滋病，家庭式暗娼窝点引人深思

老李，男，85 岁，退休人员，丧偶，于 2018 年 9 月 29 日被确诊为 HIV 感染者。经过流行病学调查，我们了解到老李十几年前就丧偶，经媒人介绍，他认识了王女士，交谈几次后两人便住在一起成为伴侣。可是由于老李年龄大性功能不好，女方不满意提出分手，老李认为在一起几个月了，也给王女士花了不少钱，不甘心就这么分手，就去性病门诊治疗性功能问题，治疗后效果也不太理想。女人不甘寂寞回自己农村家里了，老李就经常去找她。有一天晚上去找她时，进屋发现有两三个老头在她家，还有几个五六十岁的女人和一个十二三岁的小女孩，小女孩看上去智力有问题，正在为一个老头做推拿、按摩等服务，经打听才知道那些老头经常去那里消遣，每次花费 100~200 元不等。这时老李才发现王女士的秘密，之后他也经常去那里消遣，直到病发。

【案例 5】老来孤寂找刺激，染上“艾”病悔莫及

现年 64 岁的老王在 40 岁那年丧妻，为了把儿子抚养成人，一直没有再娶。儿子大学毕业后，承包了工程。在家没事的老王就进城给儿子看工地，闲暇时经常跟工地工人一起瞎侃大山。有一次，一工人无意说出有男性跟男性发生关系的事，让老王心里一动：竟然还有这事。于是他晚上睡觉时总浮现出男男发生关系的场景，挥之不去，出于好奇，他也幻想哪一天自己也去尝试一下，看看到底是不是像别人口中所说的那样奇妙，以弥补一下多年来孤寂的心。

有一年夏天，一个收废品的从工地经过，刚好老王也在工地门口，两个人就好像心有灵犀似的，没有多说话就不约而同地一起走进了工地的小屋里…… 有过第一次之后，就像吸毒一样，一发不可收拾，老王经常自己出去到处找，只要遇见，"一对眼"就知道下一步该怎么做，找个旅馆就把事儿做了，也没有安全措施。经常跟他在一起的性伴侣有10个左右。

进入2017年以后，老王明显感觉身体不适，体质下降，整日无力，在医生的建议下他到了市疾控中心，工作人员给他登记，并抽血进行检测，老王被确诊为艾滋病患者。当工作人员告诉他检查结果时，他简直不敢相信，反复询问工作人员是不是结果有问题，是不是搞错了。老王说他这个老脸啊真是羞得无地自容，狂扇自己的嘴巴，还说"一世英名"竟毁在艾滋病上，以后没脸见人哪！这真是：寻找刺激不择路，染上艾滋毁名誉；晚节不保害自己，殃及儿子脸趴地；奉劝老人树正气，健康生活缓压力；不良地方切莫去，恶意传播需警惕。

【案例 6】特殊带徒法，“可怕”的男男性行为

老杨是一名车间技术工人，摸了几十年的车床，有一手绝活。在外人眼里，老杨的家庭和其他人家没什么区别，结了婚，有两个女儿，大女儿远嫁外地，二女儿留在身边，在当地工作并照顾老两口的生活。但老杨自己心里一直有个秘密怕家里人知道，因为一旦被家人知道，他的幸福生活可能就再也不会存在了。

那是 1984 年，老杨因为家中贫困，在 17 岁懵懵懂懂的年纪，经人介绍，来到了远离家乡的城市，给一名在国有工厂工作的李师傅当养子。作为交换条件，是老杨在李师傅退休之后接李师傅的班，有一份“铁饭碗”的工作。

在一个陌生的地方，举目无亲，老杨当时非常不适应，但好在养父对他很好，关心与照顾无微不至。为了能让老杨顺利接班，养父让老杨拜了一位师父，学习机械加工技术。在跟随师父学习的初期，一切都很正常。但慢慢的，老杨发现师父经常喜欢抚摸他、抱他，洗澡的时候喜欢盯着他看。或许因为年幼无知，老杨并没有想太多。直到有一天，老杨在师父家过夜，洗完澡躺在床上昏昏欲睡的时候，师父来到他的身边，不断地抚摸亲吻他，并脱下他的裤子，给他口交。最初，出于对师父的尊敬与害怕，老杨虽然不喜欢师父那样做，但并没有反抗。随着次数的增多，老杨发现自己渐渐喜欢上了这种和男人一起玩的感觉，并开始主动迎合师父。

日子就这样一天天过去，随着年龄的增加和阅历的增多，老杨有时候也会觉得和同性之间发生关系很有问题，并试图过正常人的生活，甚至组建家庭，养育子女。他体验到的与同性之间的那种感觉就如同毒品一般，难以戒除。慢慢的，老杨开始不满足于只和师父发生关系，特别是当他也开始带徒弟的时候……

由于技术过硬，有一手调车床的绝活，当时有不少人带着孩子来找老杨拜师学艺。老杨对于收徒弟这件事有两个硬性要求：首先必须是20岁左右的男性，其次必须看着顺眼。

历史总是在重演，这句话用在老杨身上是再恰当不过。当年是他的师父带着懵懵懂懂的他体验了同性欢爱，当他成了师父，也开始重复同样的事情。从刚开始的抚摸，一起洗澡，一起睡觉，最后逐步引导徒弟和他发生关系，这一套模式老杨玩得轻车熟路。只要是他带过的徒弟，老杨基本都同他们发生过关系，甚至到现在，他还和一个徒弟保持着性关系，而他这个徒弟，也已经结婚并有两个孩子。

随着科技的发展，“同志”圈的联络方式也不断发生变化，从最初的固定地点约人，到后来的交友软件，联系方便快捷了。作为一名圈内的“老同志”，老杨也与时俱进，“交友”范围进一步扩大，那些他以前接触不到的人，都可以约出去了。特别是在他老婆去大女儿家照顾外孙后，总是一个人，闲来无事，网上约友便成了老杨排解寂寞的最佳手段。

俗话说，常在河边走哪有不湿鞋的。2010 年，因为皮疹，老杨在市医院被查出梅毒。经过治疗好转后，老杨并没有收敛。直到 2017 年 4 月，老杨因为工伤被送进医院治疗，在常规入院检查时，被诊断出疑似感染 HIV，于 2017 年 5 月确诊得了艾滋病。这时老杨才意识到问题的严重性。由于交往的人过多，老杨甚至都记不清是谁、在什么时间、什么地方传染给他的。

老杨现在非常害怕，害怕家人知道他的所作所为而疏远他，害怕亲朋好友知道他的病情后歧视他，害怕自己一不小心把艾滋病传染给徒弟进而毁掉他们的家庭，还有那些和他发生关系的人……老杨终于后悔了。

无保护的男男性行为是感染 HIV 的主要高危行为之一。文中的老杨是在他的师父的诱导下发生同性性行为的，而在他成为师父后，又诱导自己的徒弟发生同性性行为。为了追求过程的舒适且缺乏保护意识，同性性行为人群安全套使用比例不高，再加上交际广泛，频繁更换性伴侣，在这类人群中间很容易造成艾滋病的传播。因此，男男性行为人群是艾滋病防控工作中需要重点关注和控制的对象。

附　篇

金赛性学报告

阿尔弗雷德·C. 金赛 (Alfred C. Kinsey，1894—1956)，是美国著名性学专家，"性革命之父"，美国金赛研究所创始人。他是印第安纳大学的生物学家，从事昆虫生态学研究。他关于性学的研究工作先后得到动物学家马丁、心理学家波默罗伊的协助，1945年，他们一起共搜集了近 18 000 多个与人类性行为及性倾向有关的访谈案例，积累了大量极为珍贵的第一手资料，用大量的访谈资料和分析图表，第一次向世人揭示了男性性行为与女性性行为状况。1946 年，他们开始执笔撰写《金赛性学报告》的男性篇，在此期间人类学家吉布哈特也加入到他们的行列。1947 年，为了确保调查的记录、保存以及著作权等，在校方与洛克菲勒基金会的支持下，在印第安纳大学成立了性研究所，金赛、马丁、波默罗伊和吉布哈特为研究所理事。他与助手们最早收集面谈资料就是在这里进行的，这里至今仍是该学科最大的资料库。金赛对这个研究所的观点很明确，提供给个人或社会一些正确的、以研究为基础的性资讯，使人们对性行为能做出正确的决定。1948 年，他根据调查研究成果出版了《人类男性性行为》(也被称为《金赛报告》)，五年以后他又出版了《女性性行为》，这两个报告，合称为《金赛性学报告》。《金赛报告》作为世界性学研究史上划时代的里程碑，开创了现代性学研究的先河，为后来的相关研究和人们的思维观念打开了新的大门，产生了巨大的影响，从而奠定了他一代性学大师的地位。

《金赛性学报告》明示，个体差异在人类性行为中表现得特别突出，特别真实。这是因为，即使在一个极小的群体中，个体间在行为上的差异，也比在生理和心理上的差异大得多。个体性行为的差异，主要是生物因素、心理因素和社会因素三大类因素造成的。生物因素中最重要的是遗传作用，其次为年龄、性激素分泌水平、营养状况、维生素摄入状况、一般健康水平、神经系统状态等以及其他一些因素。心理因素的范围极广，最主要的是过去的经历对目前行为的调节。社会因素主要指个体的社会群体归属状况。

在影响男性性释放状况的诸多因素中，年龄是最重要和最普遍的，但是大多数人的认识仍然停留在个人或者局部经验的阶段。他们为此设计了不同题目，调查了 60 岁以上白人男性 87 人，黑人男性 39 人。

有性活动的 61 ~ 65 岁老人平均每周释放 1.04 次，66 ~ 70 岁的人 0.88 次，71 ~ 75 岁的人 0.30 次，即 75 岁老人中有性能力的人，仍然可保持 3 周释放 1 次。他们还发现了一些惊人的个案，有一位 70 岁白人男性平均每周射精（不仅仅是释放）仍然超过 7 次。有一位 88 岁黑人男性，仍然规律地与他 90 岁的妻子过性生活，频率从每月 1 次到每周 1 次不等。

再者，性释放绝不仅是异性性交合这一种。在他们的调查中，71 岁到 86 岁的老人中都有一些自慰者，而梦遗现象一直延续到 80 岁，只不过 75 岁以上老人没有一个再继续采用一种以上的释放途径了。

46 岁以上在婚者的自慰发生率之所以剧增，是因为他们比年轻时更需要这种替代手段。所有射精都来源于自慰的男性，在 16~20 岁年龄段中只占 8%，但是值得注意的是这个比例在婚后的男性中随年龄而增长，到 60 岁的在婚者中已达 16%。

司达－威纳尔报告：老年时代的性生活………

司达博士和威纳尔博士是纽约城市大学的教授及老年学专家，后者还是当时的白宫老龄问题会议代表。他们合作对老人性生活进行调查研究，得到了令人耳目一新的全新结果，完成了著名的《司达－威纳尔报告》。他们设计了由50个问题组成的问卷调查表，面向全美国年龄在60岁以上的老年男女进行调查，被调查者自行回答提出的问题。

在所调查的800位老人中，年龄从60岁到91岁，35%为男性，65%为女性。来自美国东北部的占47%，西部和西北部的占27%，中西部的占13%，南部和西南部的占13%。大部分是白人，也有黑人、西班牙裔以及其他少数族裔。他们大都住在自己的房子或公寓里，也有人住在老人院里，只有5%的人和亲属住在一起。72%的人属于“健康很好”或“健康良好”，25%的人属于“健康尚可”，只有3%属于“健康不佳”。48%在婚，37%丧偶，11%离婚，4%单身。基督教新教徒占48%，天主教徒占29%，犹太教徒占16%，其他宗教教徒占7%。宗教观念很重的占11%，一般的占41%，有一点点的占24%，没有宗教意识的占24%。有在外面工作史的人中，71%退休了。

这一研究揭示：

这些老人仍然强烈而持续地有性欲求。

他们相信性生活对于身体和心灵的健全是很重要的。

大多数受访的老年人感到他们的性生活像年轻时一样好。

相当多的老人，包括男性和女性，感到进入老年后的性生活比过去更好。

性高潮被认为是性体验的不可缺少的主要部分。

大多数受访老年女性是有性高潮的并且一直保持这种状态。

许多人感到他们的性高潮强过年轻时。

“自慰”被接受为解决性需要的一种途径。

大多数人都认可不结婚同居。

占绝对多数的受访老人，包括丧偶的、离婚的、单身的，都有主动活跃的性生活。

大多数人都对他们的性生活满意。

为了达成性生活的满足，许多人都乐于采用种种不同的性技巧。

部分老人认为口交是最兴奋的性体验。

受访者总体表现出来对谈性既不感到难为情，也不焦虑。

受访的老人，特别是老年女性，认为理想的、最棒的爱人是和自己年龄相近的。

大多数人认为他们的性生活会在变得更老时还保持大体同样的情况。

中国健康老年人标准

1. 重要脏器的增龄性改变未导致功能异常；无重大疾病；相关高危因素控制在与其年龄相适应的达标范围内；具有一定的抗病能力。

2. 认知功能基本正常；能适应环境；处事乐观积极；自我满意或自我评价好。

3. 能恰当处理家庭和社会人际关系；积极参与家庭和社会活动。

4. 日常生活活动正常，生活自理或基本自理。

5. 营养状况良好，体重适中，保持良好生活方式。

注解

1. 本标准适用于≥ 60 岁人群，老年人指 60~79 岁人群，高龄老年人指≥ 80 岁人群。

2. 相关高危因素指心脑血管疾病的相关危险因素，主要有高血压、糖尿病、血脂紊乱。①老年人血压范围：血压正常为 <140/90 毫米汞柱，其中高龄老年人应不低于 120/60 毫米汞

柱；高血压（除年龄外无其他危险因素和病史）患者降压目标值 <150/90 毫米汞柱，其中高龄老年人应不低于 130/60 毫米汞柱。②老年人糖化血红蛋白（HbA1c）范围：血糖正常者 5.0% ~ 6.5%；糖尿病（无糖尿病慢性并发症）患者 6.0% ~ 7.0%。③老年人血脂范围：总胆固醇（TC）3.1 ~ 6.2 毫摩尔 / 升，低密度脂蛋白胆固醇（LDL−C）1.8 ~ 3.9 毫摩尔 / 升，高密度脂蛋白胆固醇（HDL−C）>1.0 毫摩尔 / 升，三酰甘油（TG）0.8 ~ 2.3 毫摩尔 / 升。

3. 简易智能量表（MMSE）：可参见相关表格。总分 30 分，初中以上文化水平的老年人≥ 27 分为正常，高龄老年人≥ 25 分为正常。①注意事项：第 8 个问题，患者如非本地人，可改为问他熟悉的城市；第 11 个问题，评定者连续说出 3 种东西；第 17 个问题，需要连续说出 3 个动作指令，再看患者能否续贯完成。对于偏瘫患者，指令可以是健侧手；第 19 个问题，向患者强调句子要完整。对于患者说出的句子，主谓宾语齐全才能得分；第 20 个问题，患者所画出的图形有正确的空间关系才能得分；每一个空不正确扣 1 分，满分 30 分。②评分参考：≤ 22 分为痴呆，≤ 15 分为严重痴呆。按文化程度区分：文盲 <17 分，小学 <20 分，中学以上 <24 分为痴呆。总分在 27 ~ 30 为正常，<27 分为认知功能障碍。

4. 老年抑郁量表（GDS）简表：总分 15 分，<5 分为正常。

5. 日常生活活动量表（ADL）：总分 100 分，达到 100 分为正常，高龄老年人达到 95 分为正常。

6. 体质量适中：体质指数（BMI）20 ~ 25 千克 / 米^2。

7. 良好生活方式：不吸烟，慎饮酒，合理膳食搭配，坚持科学锻炼。

（选自《中华老年医学杂志》2013 年第 8 期，选入时有改动）

《艾滋病防治条例》节选

第六十三条　本条例下列用语的含义：

艾滋病，是指人类免疫缺陷病毒（艾滋病病毒）引起的获得性免疫缺陷综合征。

对吸毒成瘾者的药物维持治疗，是指在批准开办戒毒治疗业务的医疗卫生机构中，选用合适的药物，对吸毒成瘾者进行维持治疗，以减轻对毒品的依赖，减少注射吸毒引起艾滋病病毒的感染和扩散，减少毒品成瘾引起的疾病、死亡和引发的犯罪。

标准防护原则，是指医务人员将所有病人的血液、其他体液以及被血液、其他体液污染的物品均视为具有传染性的病原物质，医务人员在接触这些物质时，必须采取防护措施。

有易感染艾滋病病毒危险行为的人群，是指有卖淫、嫖娼、多性伴、男性同性性行为、注射吸毒等危险行为的人群。

艾滋病监测，是指连续、系统地收集各类人群中艾滋病（或者艾滋病病毒感染）及其相关因素的分布资料，对这些资料综合分析，为有关部门制定预防控制策略和措施提供及时可靠的信息和依据，并对预防控制措施进行效果评价。

艾滋病检测，是指采用实验室方法对人体血液、其他体液、组织器官、血液衍生物等进行艾滋病病毒、艾滋病病毒抗体及相关免疫指标检测，包括监测、检验检疫、自愿咨询检测、临床诊断、血液及血液制品筛查工作中的艾滋病检测。

行为干预措施，是指能够有效减少艾滋病传播的各种措施，包括：针对经注射吸毒传播艾滋病的美沙酮维持治疗等措施；针对经性传播艾滋病的安全套推广使用措施，以及规范、方便的性病诊疗措施；针对母婴传播艾滋病的抗病毒药物预防和人工代乳品喂养等措施；早期发现感染者和有助于危险行为改变的自愿咨询检测措施；健康教育措施；提高个人规范意识以及减少危险行为的针对性同伴教育措施。

第二条　艾滋病防治工作坚持预防为主、防治结合的方针，建立政府组织领导、部门各负其责、全社会共同参与的机制，加强宣传教育，采取行为干预和关怀救助等措施，实行综合防治。

第三条　任何单位和个人不得歧视艾滋病病毒感染者、艾滋病病人及其家属。艾滋病病毒感染者、艾滋病病人及其家属享有的婚姻、就业、就医、入学等合法权益受法律保护。

第二十二条　国家建立健全艾滋病监测网络。

第二十三条　国家实行艾滋病自愿咨询和自愿检测制度。

县级以上地方人民政府卫生主管部门指定的医疗卫生机构，应当按照国务院卫生主管部门会同国务院其他有关部门制定的艾滋病自愿咨询和检测办法，为自愿接受艾滋病咨询、检测的人员免费提供咨询和初筛检测。

第四十一条　医疗机构应当为艾滋病病毒感染者和艾滋病病人提供艾滋病防治咨询、诊断和治疗服务。

医疗机构不得因就诊的病人是艾滋病病毒感染者或者艾滋病病人，推诿或者拒绝对其其他疾病进行治疗。

第四十二条　对确诊的艾滋病病毒感染者和艾滋病病人，医疗卫生机构的工作人员应当将其感染或者发病的事实告知本人；本人为无行为能力人或者限制行为能力人的，应当告知其监护人。

第四十三条　医疗卫生机构应当按照国务院卫生主管部门制定的预防艾滋病母婴传播技术指导方案的规定，对孕产妇提供艾滋病防治咨询和检测，对感染艾滋病病毒的孕产妇及其婴儿，提供预防艾滋病母婴传播的咨询、产前指导、阻断、治疗、产后访视、婴儿随访和检测等服务。

第四十四条　县级以上人民政府应当采取下列艾滋病防治关怀、救助措施：

（一）向农村艾滋病病人和城镇经济困难的艾滋病病人免费提供抗艾滋病病毒治疗药品；

（二）对农村和城镇经济困难的艾滋病病毒感染者、艾滋病病人适当减免抗机会性感染治疗药品的费用；

（三）向接受艾滋病咨询、检测的人员免费提供咨询和初筛检测；

（四）向感染艾滋病病毒的孕产妇免费提供预防艾滋病母婴传播的治疗和咨询。

第四十五条　生活困难的艾滋病病人遗留的孤儿和感染艾滋病病毒的未成年人接受义务教育的，应当免收杂费、书本费；接受学前教育和高中阶段教育的，应当减免学费等相关费用。

第四十六条　县级以上地方人民政府应当对生活困难并符合社会救助条件的艾滋病病毒感染者、艾滋病病人及其家属给予生活救助。

第四十七条　县级以上地方人民政府有关部门应当创造条件，扶持有劳动能力的艾滋病病毒感染者和艾滋病病人，从事力所能及的生产和工作。

第六十二条　艾滋病病毒感染者或者艾滋病病人故意传播艾滋病的，依法承担民事赔偿责任；构成犯罪的，依法追究刑事责任。